「看護者に期待されるもの」シリーズ⑤

みる力

《監修・著》
田村美子

《編著》
久木原博子
実藤基子
松本陽子

ふくろう出版

まえがき

みる力

ここ数年の間、世界は大きな変化と挑戦を経験しました。新型コロナウイルスの感染流行により、人々の生活様式や人との関わり方が変わり、いろいろな意味で私たちの価値観が変化したように思います。マスクを常に着用し、相手の表情が見えない状況が続き、人々の感情を読み取ることが難しくなりました。これは大人だけでなく子どもたちの成長発達やコミュニケーション能力に影響を及ぼしていると考えられています。そのようななかでも私たちは他人と深く繋がり、共感を育むための新たな方法を見つけ出す必要があります。このような状況になり､「みる力」の重要性を再認識するきっかけとなりました。

新型コロナウイルスのパンデミックは、人間関係のあり方を一変させましたが、同時に私たちにとっては新たな視覚的洞察力の重要性を再認識する契機となりました。看護は観察に始まり観察に終わると言われています。「みる」には、「見る」､「観る」､「視る」､「看る」､「診る」など多くの意味があります。「みる力」は人々にとって大変重要な力であり、さまざまな状況下での人間関係の理解と共感を深めるために活用することができます。

表紙の写真はヒメジョオンという花です。ヒメジョオンはキク科アキノキリンソウ属の多年草で、全国に分布しています。ヒメジョオンはあまり注目されない道端で咲く花ですが、静かに自己存在を主張しています。植物学者の牧野富太郎は、多種多様な植物を細部まで観察し、その美しさとともにその生態や特性を理解しました。牧野富太郎の「みる力」はただ科学的な理解にとどまらず、それぞれの植物が持つ生命力や存在感を芸術的に捉えることにもつながりました。それは、植物への深い造詣と愛情に裏打ちされたものでした。

第５巻では「みる力」をテーマに、さまざまな視点からの「みる力」

について考えることができればと思います。

『看護者に期待されるものシリーズ』は、福山平成大学名誉教授であり初代看護学部長であった橋本和子先生により発刊されました。これまでに第１巻『言葉の持つ力』、第２巻『この人ありて』、第３巻『時代の流れと発展』、第４巻『聴く力』を刊行しました。これらの成果は、執筆者の皆様やふくろう出版の亀山裕幸氏のお力添えの賜物であり、ここに深く感謝申し上げます。

2023年７月　　田村美子

「看護者に期待されるもの」
シリーズ⑤みる力

目　次

目　次

観察眼を養う無痛分娩

医療法人清慈会 鈴木病院 看護部長　朝岡みゆき

無痛分娩の導入

2013年の年度方針「無痛分娩を導入し、産婦の多様なニーズに応えていこう！」の発表は、大きな変革をもたらすこととなりました。それまでは、第１次医療機関として自然分娩を重視して、計画出産も実施しなかった病院は、助産師にとっては自然分娩中心で助産師の活躍の場を保証する魅力的な職場でした。まさに、助産師のコアコンピテンシーで掲げられている「自然分娩の尊重」の理念が実現されていました。

産婦人科医師であり麻酔科医師である副院長と看護部長である私が、その企画を進めることとなりました。私にとって無痛分娩は、助産学生時代に聞きかじったもので、ごく一部のセレブリティが脊髄くも膜下麻酔による完全無痛状態での分娩だということが唯一の情報であり、大変心細い船出でした。

そこで、無痛分娩のリサーチをしました。無痛分娩の普及率の高い欧米諸国の無痛分娩の具体的な進め方を学ぶ一方、普及率の低い諸外国の出産事情も学習する中で、日本の無痛分娩の今後の動向を推察しました。その結果、情報化社会の中で、日本の女性たちはインターネットを通じて出産情報を大量に収集し、痛みが伴わない出産方法としての無痛分娩の存在を知ることにより、自分の出産の在り方を模索していました。麻酔薬を使用することの危険性や自然分娩を回避することへの罪悪感を抱きながら、無痛分娩を選択すると意思決定をし、無痛分娩を安全に実施する施設を検索していました。出産病院を決定する鍵は、無痛分娩実施施設か否かであり、出産施設としては今後の分娩数を左右する大きな要件であることが明らかとなりました。

日本国内で無痛分娩の実施率の高い産科施設の実情も明らかとなりました。無痛分娩の麻酔方法は、硬膜外麻酔がゴールデンスタンダードとなり、さらに、運動神経を残し、感覚神経を遮断する高度な麻酔管理が実現できていました。また、産科麻酔という新たな分野も誕生し、産科と麻酔科がコラボレーションする時代となっていました。当院も、2015年、麻酔科医師がチームに加わることで、PCA（Patient Controlled Analgesia：自己調節鎮痛法）ポンプを用いた硬膜外麻酔による無痛分娩が確立しました。

産痛とは

産痛とは、分娩時に産婦が感じる疼痛の総称です。産痛は、陣痛および胎児の下降に伴う軟産道（子宮下部・子宮頚部・膣・会陰・骨盤筋）の伸展や拡張によるもので、分娩の進行に伴い部位や強さは変化します。この痛みの知覚は個人によって異なり、社会・文化的背景や心理的要因の影響を受け、極めて個人的な経験であるといえます。そして、この産痛は、不安感や恐怖感を強め、痛みの閾値を下げ、感受性を増大させます。痛みが持続すると、交感神経活動が活発になり、心拍数は増加し、呼吸も浅く速くなり、消化管機能は抑制されるなどの症状が現れます。さらに痛みに耐えるために筋肉を緊張させることによって、胎児の下降を妨げ分娩進行を停滞させ、筋肉疲労を増強させ、子宮収縮力を弱めるという悪循環を生むことにもつながっていきます。この悪循環が続くと、胎盤への血流を低下させ、胎児へのストレスを増強させる場合もあります。

このような産痛に対峙する助産師は、分娩進行に伴う陣痛の増強や胎児の下降が生理的に引き起こす疼痛だけではなく、社会・文化的背景や心理的要因によっても影響を受けます。個々の産婦の産痛を最小限にとどめ、痛みの閾値をあげ苦痛を緩和する継続的なケアを実施することにより、様々な悪循環を断ち、安全な分娩に至る重要な助産の技術の提供が求められます。産婦一人ひとりの産痛の感じ方や捉え方が異なりますし、分娩進行も同じものはありません。つまり分娩がどのように進行していくか見極める助産師の観察眼が何よりも重要となります。この観察眼が、自然分娩と無痛分娩では大きく異なるといえます。

自然分娩の観察眼

自然分娩の場合は、痛みの訴えによる主観的情報が分娩の進行の指標となりやすいです。しかし痛みそのものの訴えだけではなく、痛みに伴う表情（苦悶表情）や痛みがもたらす身体的変化（発汗、顔面紅潮、身体の硬直など）、心理的変化（不安やパニックなど）は、助産師として客観的情報として重要視する観察点です。これらの情報を多角的に掴みアセスメントできる助産師は、内診所見だけにとらわれることのない優秀な助産師とされます。これらは産痛を前提にした観察眼によるものといえます。そして、その痛みを緩和するケアが何よりも重要とされ、そのケアを通じて産婦との信頼関係を構築することとなります。

無痛分娩の観察眼

しかし、鎮痛状態を作る無痛分娩では痛みの訴えがない、あるいは痛みの訴えがある場合は、麻酔薬を増量してコントロールをすることが求められます。それゆえに、痛みからくる所見は皆無となります。つまり笑顔で話ができる産婦の状態から分娩の進行を観察することになります。笑顔の向こうで粛々と進行する分娩を把握することです。今までの自然分娩での経験に基づく産痛を観察のポイントとできないことから、観察の概念を大きく変更することが必要となります。これは助産師にとって一大変革で、頭の切り替えが要求されます。基本的な助産フィジカルイグザミネーションがより重要になり、レオポルド触診法による胎児の位置の確認や胎児心拍数聴取部位の変化、用手による陣痛の強度測定などを手掛かりにして分娩の進行を把握します。

一方、無痛分娩特有な観察眼としては、麻酔の効果評価（コールドテスト、麻酔域の観察）が重要となります。また、適切な除痛ができていない場合は、硬膜外カテーテルの位置の確認と麻酔薬の増量を見極める力が必要となります。もちろん麻酔科医師との協同ですが、分娩進行を円滑にすることと、産婦の望む除痛に関しては、産婦のそばにいる助産師の判断が重要となります。バースプランから産婦の望みを明らかにし、それを実現していくことです。同時に無痛を実施するデメリットへの早急な対応が必要となります。回旋異常が起こりやすく、微弱陣痛に伴う分娩第２期の遷延及びそれらに伴う器械分娩が、自然分娩より有意に発生すると報告されています。実際当院でも先行研究と同様な結果でした。回旋異常を早い段階で発見し、母体の体位変換や内診時に用手による児頭回旋等を適切に行うことで改善につなげることや、微弱陣痛においては子宮収縮薬を使用することで有効陣痛を引き出し、円滑な分娩進行を保証することが求められます。また分娩第２期では効果的な怒責を誘導する助産師の力量が分娩の鍵を握ると言っても過言ではありません。

このように、無痛分娩は産痛という主観ではなく、無痛状態という特殊な状態の中で分娩の進行を観察するという高い能力が求められることになります。助産師は無痛分娩により、主観的データによる麻酔効果判定と客観的データをより丁寧にアセスメントし助産診断につなげていくことになります。分娩の進行は産科医師と助産師の情報共有で進められますが、鎮痛に関しては助産師と麻酔科医師の情報共有が重要となります。特に産婦の鎮痛の希望は様々で、完璧に無痛状態を希望する産婦もいますし、少し痛みを残してもよいから分娩の実感を味わいたいと希望する産婦など鎮痛への思いは様々です。助産師は産婦のバースプランを参考にしながら産婦の希望を聞き、円滑な分娩進行に合わせて調整をしていく力も必要となります。助産師から麻酔科医師へ情報を提供して、産婦の考えが尊重される橋渡しは重要です。麻酔科医師が加わることで分娩チームが構成される無痛分娩では、産科医師と麻酔科医師と産婦をつなげるキーパーソンとしての重要な役割が助産師に加わることになります。

安全・安心・快適で満足度の高い無痛分娩の実現

以上から、無痛分娩は自然分娩とは大きく異なるといえます。出産は本来、産婦が自身の身体の声を聴きながら、自然の力に導かれ粛々と進んでいくものであると私は捉えています。一方、無痛分娩は、陣痛の痛みを知覚しないことから自然の摂理に反する分娩であるといえます。しかし、痛みがあるか否かを取り除けば、産婦の体内では分娩機序に沿って胎児が母親の胎内から生まれるプロセスには変わりがありません。したがって、産痛の自覚がなくても分娩の進行を母親に伝え、この「産む」プロセスを踏んでいることを理解してもらうことが重要といえます。つまり、無痛分娩では、助産師は分娩の進行が見えない状況の中で、正確な分娩進行を捉えるために、より基本に忠実で、先を予測した高度な観察眼が必要であるといえます。そして、この観察眼によって、安全・安心で快適な無痛分娩が実現でき、産婦の満足度を高める援助につながっていくと考えます。

「看る力」から考える「家族」とは

松本看護大学 看護学部看護学科　鮎川　昌代

「家族の面倒をみる」のミルにあたる漢字は何がただしいのでしょうか？

看病（訓読は、やまいをみる）、看守（訓読は、みまもる）というような熟語をみてわかるように、面倒をみるようなニュアンスのときのミルには「看る」をあてるのが意味において使用されています。しかし、常用漢字表の看という字にミルという訓は示されていませんし、普通は「見る」又は「みる」となっています。

家族の範囲とは

遺産相続では、様々な場面で「親等」という言葉が登場します。たとえば、将来自分を支援してくれる成年後見の申立人になれるのは「４親等内の親族」ですし、配偶者のない方の公証人の「４親等内の親族」は遺言の証人になれません。「親等」という言葉を聞いたとき、すぐにご自身を中心とした親等を数えることができるでしょうか？

民法上の「親族」とは

民法では「親族」の範囲が規定されています。民法725条[1)]において、「親族」は「３親等内の姻族」と「６親等内の血族」、「配偶者」とされています。

３親等内の姻族は、配偶者の親や祖父母、兄弟姉妹や甥姪などです。

６親等内の血族は、自分の子ども、孫、ひ孫、親、祖父母、曽祖父

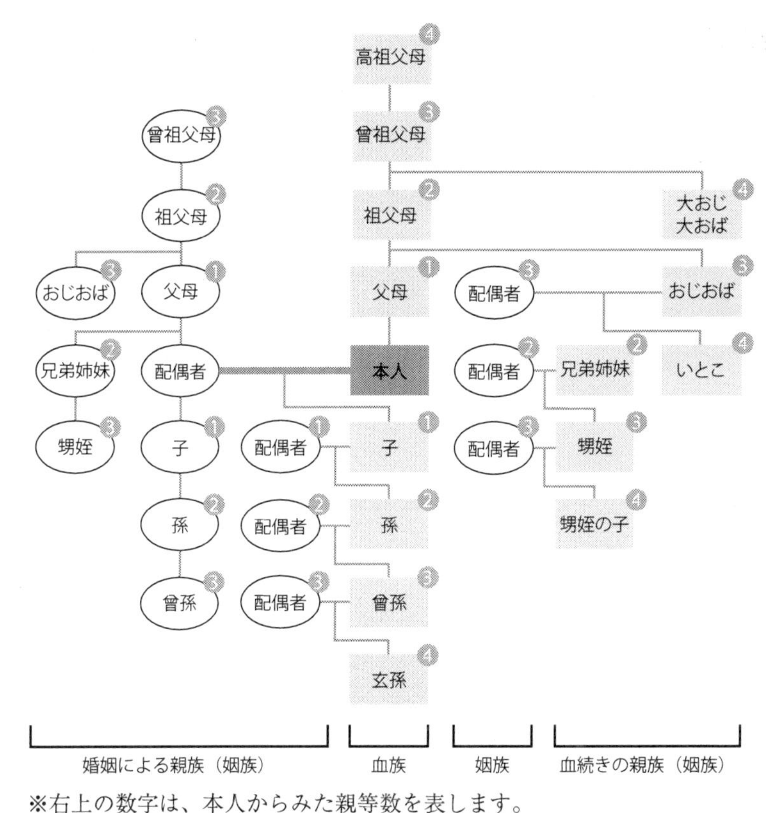

※右上の数字は、本人からみた親等数を表します。
［親族の範囲＝６親等内の血族、配偶者、３親等内の姻族（民法725条）］

民法に定める４親等以内の親族

母、叔父叔母、甥姪、いとこなどです。

法律上、単に「親族」と表現されている場合、上記の範囲の親戚を表すと考えられます。

相続の際に重視される親族の範囲

相続をはじめとするさまざまなシーンで「親族の範囲」が問題となります。たとえば扶養義務は「３親等内の親族（民法877条２項）」に及ぶ可能性がありますし、成年後見人の申立人になれるのは「４親等内の親族」となっています。

原始共産的共同社会での家族

エンゲルス[2)]が『家族、私有財産および国家の起源』を執筆にあたって影響を受けたのはモーガンの『古代社会』で、氏族は野蛮の中位段階で発生していて、高位段階でさらに発展し、未開の低位段階で全盛期に達するとあります。氏族とは、血縁関係による集団であり、「氏族」、「胞属」、「部族」の３つのどれか１つ以上又は全部を含み、血縁関係のつながりのなかで、徐々に、広がっていったものとされています。血縁関係で結ばれた社会は、生産物の外部との交換が部分的なものである段階の社会です。

なので、大家族の自給自足的な原始共産的共同社会にそうならざるをえなかったのです。エンゲルスは、家族が部族に発達したのではなく、反対に部族が、血縁関係にもとづく人類の社会形成の本源的自然発生的な形態だったのであり、部族の解体がはじまってからのちに、はじめて多種多様な家族形態が発達するものと記しています。部族は社会構成の元であり、チンパンジーなど動物では現在も継続しています。

氏族社会での家族

相続についての関心が強まり、その結果、父権制と一夫一婦婚・個別婚が支配的になるものとなりました。そして遺言制度と売春が生まれたのです。遺言は本人が死んでからも財産を自己の家族に留め置くことであり、それ以前の未開の共産主義的共同社会では考えられませんでした。

父権制と一夫一婦婚が支配的になると、結婚相手は契約制となり、ますます経済上の考慮すなわち財産などできまり、エンゲルスによれば、中世の騎士階級の結婚生活が鉛のように冷たかったのは、こうした事情からであると述べています。一夫一婦婚とは、文明時代の開始とともに、姦通と売春によってと補足されています。

エンゲルスは所有の観点から、家族の経済的基礎を財産の継承におくことによって、労働者階級家族には家族の存続の根拠が存在しないし、耐久的な相続可能な富と生産手段の大きな部分は社会的所有に転化すると述べています。

私的家族は１つの社会的産業に転化し、子どもたちの養育や教育は公的な事項となりました。エンゲルスによる２つの生産の意義とは、労働者階級家族の存続の物質的根拠は何かという問題提起でした。この観点は、その後1970年代から80年代にかけてマルクス・ルネサンスと第二派フェミニズムを背景とした家事労働論争や、家族と資本主義的生産の生産様式をめぐる論争の理論的基礎を形成することになりました。家族は、社会の仕組みや国家形成に歴史上大きく関わってきました。

儒教思想と家族組織

日本の家族の構造と祖先祭祀の特質は儒教との関連にあると思います。家族との関連においては、儒教思想は親子中心主義、父子主義、血縁主義を原理としているといえるが、この３つの原理が日本の家族や祖先祭祀の原理をなしているのかなのです。

儒教[3)]における孝とは、伝統的な徳目の１つで、子どもが自身の親を敬い支えるべしと説く道徳的概念です。身近な家庭の道徳的秩序の維持を国家社会運営の端緒と位置づける儒教の徳治においては、まず家庭で守られるべき徳として悌とともに長らく重視されてきました。孝悌親に孝行で兄弟仲のよいこと。と併用され、孝悌は仁を為すの本とも言及されています。宗教にも親子関係のあり方を規定する類似の道徳規範は存在するものの、他の社会規範に対する優越性や、崇敬すべき親の対象として祖霊を含み家父長制と一体化している点など、一般的な親子関係の道徳概念とは異なる特徴を持つことに注意を要します。

古代の中国では、祖先崇拝の観念の下に、血族が同居連帯し家計をともにする家父長制家族が社会の構成単位を成していました。孔子が、親を敬い、親の心を安んじ、礼に従って奉養祭祀すべきことを説き、社会的犯罪については、父は子の為に隠し、子は父の為に隠すと述べた。やがて孝は『孝経』において、道徳の根源、宇宙の原理として形而上化され、無条件服従と父子相隠は法律にも明文化されました。又、祖先祭祀にとって孝は重要な原理とされています。

孝は親の死後にも、一定期間、影響を与えるもので、『論語』[4]には「父のやり方を３年間改めないのが孝行である」と記し、これを例に『日本後紀』では、桓武天皇が崩じた際、その年に元号を「大同」と改めたことに対し、子や臣の心情として、１年の内、二君あることを忍びないと思うからこそ、同年に改元しないのに礼に反していると批判する記述があります。

そのため、中国では父系家族の継承が何よりも重要とされ、男子の子孫を絶やすのは３つの親不孝の中でも最大と言い伝えられ、固く信じられてきました。儒教の教えと父方の血縁に対するこだわりの強さを説明した理由は、それが嫁である妻の姓に決定的な影響を与え得ていました。つまり、中国の伝統社会は独自の固有名詞を発明してまでは父方の血統にこだわっているのです。

日本でも男系長子が祖先祭祀と財産の継承をするし、現在政略結婚は継続しているのです。

その中で、夫の血を引かない妻がどう扱われたか、読者も想像して欲しいのです。妻は終始、子孫存続のための「外の者」で、伝統社会における夫婦別姓はその結果だったのです。こうして妻は、結婚後も夫とも子どもとも違う生来の姓を現在も名乗り続けています。

また、このように嫁の存在理由は妊孕のみでした。そのため、清朝までは、妻が子どもを生めない場合は、離婚するか、妾をもつか、養子を取る権利が夫家族には大清律例[5]という法律で保障されています。

大事な事は、家族が病気や怪我の時は「外の者」である妻が又は女子が看病にあたるのです。家族が心身に異変をきたすと、母（女子）は、夫（父親）や子供（兄弟）のみならず夫（父親）の両親、その兄弟から親族までも面倒をみなければならないのです。

家族の面倒を看るの定義

家族（family）とは「夫婦の配偶関係や親子・兄弟などの血縁関係によって結ばれた親族関係を基礎にして成立する小集団。社会構成の基本単位。」と広辞苑[6]に書かれてあります。

家族の持つ機能には、性的、生殖、扶養、経済的生産、保護、教育、宗教、娯楽、社会的地位の付与などがあるとされると考えます。以上の機能を持って家族を「みる」とは多くの意味を持ち、社会の変化に伴って、弱体化し、大きく変容しています。重ねて申せば、母が、女性が、何の財産や権利もそして名（苗字）もなく、アガペー（Agape）の無償の愛と、愛情にあふれた配慮や友情の意味のフィリア（Philia）の友愛で、家族の面倒を看ているのです。

引用参考文献

1）潮見佳男，2022，民法（全）第３版，有斐閣
2）Friedrich Engels他，1999，家族・私有財産・国家の起源，新日本出版社
3）加地伸行，2007，孝経全訳注，講談社
4）齋藤孝，2010，現代語訳論語，ちくま新書
5）黒板伸夫，森田悌，2003，訳注日本史料日本後紀，集英社
6）新村出編集，2018，広辞苑第七版，岩波書店

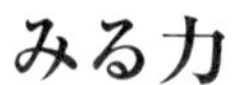

みる力

名古屋学芸大学 大学院看護学研究科　安藤　純子

みる力とは

みる力とは、観察力のことであり、顕在するものに対して視覚を用いて、確認をする能力です。「みる」とは、漢字で書くと「回る」「廻る」「見る」「視る」「観る」「診る」「看る」があります[1)]。要するに、多くの漢字があることからも、多種多様な意味をもつ言葉であることがわかります。看護師は、ただあらゆる物の存在を確認する表面的でなく、「何を感じ、何を予測する」といった見えるものから、その背景を知ることも必要です。予測とは[2)]、将来の出来事や有様をあらかじめ推測することであり、看護師には求められます。それは、観察した内容から、何を洞察するのかということになります。しかし、この洞察力には、個人差があり、また１人の人間としても、その時々、冷静に判断できる心のありさまで変化すると、これまで経験的に学んできました。洞察力は、その時の看護師自身の身体状態、精神状態に大きく左右されると考えます。

看護師の観察

看護師にとって観察項目は、重要な要素です。病人の観察についてFlorence Nightingaleは、次のように書いています。

看護師に課す授業のなかで、最も重要でまた実際の役に立つものは、何を観察するか、どのように観察するか，どのような症状が病状の改善を示し、どのような症状が悪化を示すか、どれが重要でないのか、どれが看護上の不注意の証拠であるか、それはどんな種類の不注意による症状でありますか、を教えることである[3]。

さらに観察の重要性については、次のようにあります。

身についた正確な観察習慣さえあれば、それだけで有能な看護師であるとは言えないが、正確な観察習慣を身につけないかぎり、われわれがどんなに献身的であっても看護師としては役に立たない、といって間違いないと思われる[4]。

経験の個人差

正確な観察の習慣、すなわち認知領域で理解していても、それをいかに実践で確認行動ができるのかといったことです。自分が毎日勤務する病棟、例えば循環器病棟であれば、日々の業務の中で過度に意識しなくても観察項目を的確に実践することができます。しかし、呼吸器内科の患者が、施設の収容上の都合で突然、循環器病棟に入院となる場合もありえます。この場合、循環器内科の看護師は、経験のない呼吸器内科の患者の観察項目は、１つずつ確認し、また、リスクの予測も十分なのかと不安になるといった話をうかがったことがあります。この場合、循環器内科の経験がなく担当する看護師の観察は、緊張し、バイタルサインチェック、観察項目の１つずつを確認しながら行うことになり科学性の追求にはなりにくいと考えます。

情報の整理

人は目を開けて目の前のものを見ているようで、意識してみないと見えていないことが多くあります。例えば血糖チェックの行為を見学した場合に、後から行為の内容について確認すると、一体何を見たのか、何ゲージの針を使って、どの指に刺し、どのように患者の手（指）を固定したのか、具体的なことはほとんど見えていません。何を見るのかといった明確な目的をもって見学に臨むことで、より大きな成果が得られます。意識して見ない限り、１つ１つの動作を見ていないことと同じになってしまいます。例えば、日々の行動のなかで、朝の通勤途中の○○店は開店していたのかと問われると、回答できません。興味・関心のある店舗ではないと、毎日前を通っていても記憶には残りません。これが今、興味・関心があれば別です。心理学でスキーマ（schema）という概要を意味する言葉があります。スキーマは知識構造を包括的に説明できる概念です。スキーマは、現実の日常生活での事象や一般知識の理論化を可能にしているのです[5]。またスキーマは、外界を認識するときに使われる知識の枠組み、またデータベースでデータの構造の定義とあります[6]。日々の看護実践のなかで細部まで観察し、記憶にとどめることは容易ではありません。みるということは、大変大きな概念であると考えます。

慣れてきた物事の場合は、身についたスキーマの実行をしているだけとも言えます。細部の記憶となると難しく、いわゆる人間には記憶違い、無意識のうちに行われ、そこにヒューマンエラーが発生しやすいと考えます。バートレットは記憶に６つ特徴があると述べています。①省略（物語の細部は省略される）、②合理化（話の通りにくい部分は情報を加えて合理的な説明がなされる）、③強調（物語のある部分が強調され，物語の中心的な位置を占めるようになる）、④細部の変化（再生する者にとって馴染みのない情報は馴染みのある表現に置き換えられる）、⑤順序の入れ替え（物語内の出来事の順序は話の筋が通るように並べ替えられる）、⑥被験者要因（実験に参加した人の態度や感情が物語の再生に影響する）の６つです[7]。みた内容は、記憶にとどめられますが、観察内容の実際は主観的で、どれだけ正確に、信憑性をもって表現できるのかということになります。

徴候と症状の違い

看護師は、日常のケアのなかで患者の徴候と症状を常に確認をします。徴候（Signs）と症状（Symptoms）には、大きな違いがあります。しかし日常の観察項目では、意識し使い分けしないと、同義語のように勘違いをする場面もあります。広辞苑に、徴候については「はっきりそれと分からせるしるし」、症状については「病気の状態」と書かれています[8)]。要するに、徴候は、客観的な観察によって判断することができるのに対して、症状は、患者が何らかの症状を訴えることから主観的な判断によって説明する内容となります。

事例１：精神科病棟で起きた事例

看護師が「看護師長、Ａさん、何時になく今日は終始臥床状態で、何かおかしいです」

と報告します。看護師長は

「全身状態を確認したのか。また、最後にトイレに行ったのは、何時頃だったの」

と尋ねます。看護師は、精神科の患者ということで身体状態の観察を怠っていたため、直ぐ患者の身体状態の観察を行いました。すると、下腹部の膨満があり、排尿がうまくできていないことがわかったのです。この事例は、患者が精神科の入院患者ということもあり、

「下腹部が張って辛い、苦しい」

などといった具体的な訴えはもちろんありません。この場合、一時的導尿で、解決しました。日頃と違う様子というのも何かの徴候の１つであり、患者本人の症状の訴えを聞くことができない特殊な場合もあります。徴候の観察をすることも重要ですが、主疾患によっては看護者側が推測、帰納的推論をすることも重要となります。どの対象に対しても、

常に身体面（physical）と精神面（mental）との観察は重要となります。

事例２：面会者の親子の事例

母親が12か月頃の子どもをソファに寝かせて、その場を離れようとします。私は、転落する恐れがあると考え、とっさに

「危ないから、離れるのなら違う場所、転落しない安全な場所に寝かせてほしい」

と言ったところ、母親は

「うちの子は大丈夫、動かないから」

と一言言われました。その瞬間、その子どもの発達段階には問題があるのではないかと直観しました。後日の情報で、あの日の夜、その子どもが痙攣をおこし救急受診したこと、また、先天的異常があったということでした。母親でなく他人だからこそ客観的に観察できるとも考えます。親子となると、みようとする力も弱くなるのだと学びました。

精神疾患、認知症、また発達段階などによっては、症状の訴えが難しい場合があります。だからこそ、身体的、精神的な側面の観察、みる力を十分に活用する必要があると考えます。

動作と周囲環境の観察

非言語的コミュニケーションには、音声情報であるパラ言語（paralanguage）、相手との距離感からの対人距離学、物理的環境などがあり、なかでも動作の観察が重要と考えます。感情を表す顔の表情、身振り、手振り、眼球の動き、視線の方向といった、非言語的コミュニケーションの内容は、よく観察する必要があります。「目は、口ほどに物を言う」という言葉があるように、ノンバーバル・コミュニケーション（非言語コミュニケーション）は、言語より重要な要素と考えます。そのためにも言葉で聞く聴覚機能の内容に加え、視覚機能からの見る力は大きな情報であると考えます。一瞬の瞳孔の動きなど、どのような言葉で

取り繕っても、「何か気になる」などと問われ、説明を求められる場面もあります。

看護研究に用いる観察法

看護研究の方法には、看護行為について質問紙を用いた調査より、看護の実際を観察する観察法が客観的であるとも考えられます。また、日常の看護行為を観察することで得られる情報で信憑性も高くなります。名越ら（2021）によると、

> 重度・重複障害児の観察で観察法は、被観察者の普段の様子を知ることができる点が長所である。一方、短所として観察の視点や解釈が、観察者の判断に委ねられ、検査法などの方法に比べて主観的になりやすいことがたびたび指摘される

とあります[9)]。外見的なものは他者から観察できても、内面は観察できなく、推測するしかありません。思考していることが行動に現れると考えるが、絶対ではないのです。

このことから考えると、自分の五感（視覚、聴覚、触覚、味覚、嗅覚)、なかでもみる力を使って、いかに多くの正確な情報を集め、判断するのかといったことが、看護行為に求められていると考えます。

引用文献

1）新村出編：広辞苑、岩波書店、p2840、2018.
2）新村出編：広辞苑、岩波書店、p3032、2018.
3）Florence Nightingale, Notes on Nursing：湯槇ます他訳、現代社、改訳第7版、p178、2017.
4）Florence Nightingale, Notes on Nursing：湯槇ます他訳、現代社、改訳第7版、

p189、2017.

5）上里一郎監修、心理学基礎事典、至文堂、p39、2002.

6）新村出編：広辞苑、岩波書店、p1552、2018.

7）樫村正美、野村俊明：医療系のための心理学、p55、2020.

8）新村出編：広辞苑、岩波書店、p1439、p1901、2018.

9）名越斉子、葉石光：観察法を用いた重度・重複障害児の実態把握と指導効果の評価－エビデンスとなる観察データの収集と利用－、埼玉大学紀要 教育学部、70（2）：p93-103、2021.

「観る力」をみがく

森ノ宮医療大学 看護学部看護学科　市後　昌代

「観る」を問い直す

対人援助にあたる者にとって「観る」とは、どのようなことなのかと改めて問い直してみました。百聞は一見に如かずといわれるように、観たことは印象に残りやすく聞くよりも解りやすいこともあります、さまざまな情報をえられる五感の１つといえます。また観るという行動には、目の前にあることをただ眺めている、意識した事柄に着目して対象を観る、対象を取り巻く環境まで含めて広く観るというように、観るということにも見方に違いがあると考えています。

また観たことには視覚機能を通して得られるさまざまな情報があり、それをどのように考えるのか、観た情報の意味を考えることに対人援助者が対象を理解するための大切な実践の１つにあると思います。

学生の関心

近年、看護基礎教育を学ぶ学生をとりまく環境には、インターネットが発展しSNSによる他者とコミュニケーションを図り、興味関心のある情報を簡単にアクセスでき、さまざまな知識がえられるなど、どこにいても誰とでもつながることができるようになりました。それは、学生自身が関心のあることや人以外には気づくことも難しく、情報に偏りが生じ他者とのつながりや関係性も希薄化するような状況に感じます。また少子・超高齢社会や世代間交流の場が少ない社会において若い世代にとって、異世代の理解や生活体験の不足が進むのは致し方ないのかもしれません。しかし、それらによって学生が他者や文化、社会への関心を狭めることになり、対人援助者として人間を深く理解することが難しくなるのではないかと危惧しています。

筆者は基礎看護教育で在宅看護を担う教員として、学生が人の暮らす環境や社会、文化に関心を向けられるよう関わりたいと考えています。人間やとりまく環境を観て感じとり、関心をむけることが対象理解の第一歩となり、看護を創造する感性を養うことにつながります。学生とともに、この社会に対応する看護とは何かを考え続けたいと思います。

生活していることを観るために

在宅看護の対象者は、地域で生活をするさまざまな健康レベルのすべての人です。その対象者への看護を創造するためには、より幅広く観る力が必要となります。それは、対象となる個人の身体的側面と心理的側面、社会的側面のみでなく、生活しているコミュニティの環境、人間関係やコミュニティの価値観など、影響をうける多様で複雑な社会の中で生活が営まれているからです。学生が住んでいる地域や生活している環境に関心をむけ、生活している中で観る力を養うために、実践したことを一部ご紹介します。

在宅看護論の講義科目の一部に地域やコミュニティの環境として、ユニバーサルデザインと生活の講義を行いました。そのあと学生には、学生の生活している環境を観る、生活を通して感じた疑問や気づきを自由に話す時間を毎回の授業で数分程度設けました。ユニバーサルデザインは、障がい者をはじめとするさまざまな人々にも便利で使いやすくが趣旨のデザインで、アメリカの建築家ロナルド・メイス氏が提唱しました[1)]。駅や公共施設に設置してある多機能型トイレはその一例です。身近な地域の誰にとっても暮らしやすい生活環境を考える１つの視点として説明しています。

また学生たちが、SNSの影響により他者の評価に過敏になりやすく、自分の考えを表現することに不安を抱きやすい環境にあると理解していましたから、安心して発言できる環境づくりを整えるようにしました。当然のことですが発言を最後まで聞くこと、評価や善し悪しで判断しないこと、知らなかったことと知りたいことを伝える、発言のなかでの事象が人間の生活や他者との関係にどのような影響があるのかという視点を意識することを促しました。できるだけ安心して学生が関心を持ったことや、何を考えたかを自分の言葉で発言できるように認識を統一しました。

そして、導入で筆者の体験エピソードを話しました。ある日、自転車に乗っての移動中、信号待ちのため交差点の手前で自転車を停めました。しばらくして後ろから人が自転車に当たったので振り返ると、成人男性Aさんが白杖を素早く動かし点字ブロックを探していました。点字ブロック上の自転車にぶつかったことが原因で点字ブロックから外れてしまい方向を見失われていました。Aさんに謝罪して身体の痛みなど無事を確認したあと点字ブロックへ誘導し、Aさんが点字ブロックの上を歩いて去っていくのを見送りました。大事故につながるところでした。社会人として恥ずべき批難される行動であったと反省も含めて学生たちに伝えました。学生たちは、
「点字ブロックを意識して歩行や自転車で移動してなかった」
「自分が住んでいる地域には点字ブロックがほとんどない」「他の人の生活を危険にすることになる」
と自由に意見を交わしました。さらに学生へAさんはどのような思いを抱いたかを問い
「ムカつく」「誰か助けて」「何があったかわからない、不安、怖い」「ケガしていないか、服が汚れていないか心配」
など、その事象に対して見物している第三者でなく当事者であるAさんの思いを追体験しました。

そのあと学生たちは、地域で出会う視覚障がい者や点字ブロックなどの環境に関心を持ち日常の生活を観ていたようでした。ある時、学生が通学途中に出会う視覚障がい者Ｂさんのエピソードを紹介しました。学生は通学の途中、前を歩くＢさんが歩道に駐車している車にぶつかり転倒した場面に遭遇しました。学生は、
「転倒したことに驚き少し戸惑ったけど、身体の具合を確認し安全に移動できるところまで付き添った。始めは驚いてどうしていいか解らなかったけれど身体は大丈夫か心配で声をかけることができた。朝の通勤時間だし周りに足を止める人はいなかったから」
と話しました。そのことを聞いた学生たちは、
「通行人で足をとめる人が少ないと聞き寂しいと思った」「Ｂさんの体調大丈夫か心配」「外出することが怖い」「外出の機会が減る」「仕事ができなくなってしまう不安」「白杖を持った人を観かけたら安全な移動ができるか見守ってしまう」
など真剣に考える表情で自由に伝えあいました。

このことは学生たちが生活している中に関心をもって観ることができ、観たことを伝え、学生同士がともに考えることができました。そして、学生自身の自己肯定感を充足し、探求心を推進することにつながったと感じました。筆者もまた障がい者が地域で生活することについて改めて関心をむけ、認識できる機会を得られました。

関心を向けて観る

薄井は、看護の実践に「三重の関心」を定義し、

①対象に第一の関心（知的な関心）を注ぐ。専門知識が問われる。②対象に第二の関心（心のこもった人間的な関心）を注ぐ。人間性が問われる。③対象に第三の関心（実践的・技術的な関心）を注ぐ。論理性・独創性が問

われる[2)]

と述べています。学生はこれまで生活の中で特に意識していなかった視覚障がい者の生活に関心をむけていました。１人の学生の観たことの情報は少なく限られるけれど、対象となった障がい者の感じたことを追体験するように聞き、起こった出来事と対象者の心身の健康状態を気にかけ、地域の環境と社会参加や、安全な生活のための環境のあり方を考えることに繋がりました。周りの人々の生活に関心を注ぎ、心のこもった人間的な関心を養うきっかけになったと考えます。

対象の思い、願いを意識して「観る」

地域には、透析治療や抗がん剤の治療など様々な疾病に対する治療を継続して生活する人や障がいとともに生活をしている人など、生きづらさを感じながらもその状況に適応し暮らしている人とその家族がいます。そのような人々を支える立場に私たちはあります。問題が解決し、完結する見通しが立たない中でも人々が落ち着き、心穏やかに生活していると感じられたときは、援助者である自身も穏やかで安定した気持ちを得られます。

そして、生活している環境ではその人たちの生きざまを垣間観えることが多くあります。ただ観ただけでは解らないこともありますが、観なければ何が解らないのかも知りえないのです。生きざまにはその人たちが歩んだ歴史と、歴史の中で感じ考え形成されてきた価値観が含まれます。それは、ただ眺めているのでは解らない、対象となる人々を理解したいために観たいと意識することがなければ得られません。そして創造力を働かせながらどのような生活を送ろうとしているのか、思いや願いを意識して観ることが「観る力」をみがき、対象とともに思い描く未来へたどりつくように考えます。そして対人援助者もまた、対象となる人々にどのような生活を送ってほしいと願いをもつことで支え合いの関係がつくられていくと思います。

地域で暮らす人に関心をよせ続ける

2022年度に看護教育におけるカリキュラムが改変されて、在宅看護論は地域・在宅看護論に変更し対象を「在宅療養者」から「地域で暮らすあらゆる人」へ拡がりました。そして看護師に求められる能力にも、対象の多様性・複雑性に対応した看護を創造する能力[3)]が挙げられています。地域・在宅看護論が統合分野から専門基礎分野に位置づけられ、地域・在宅看護論実習Ⅰの科目が追加されました。これまでより低学年において地域で暮らす人、人間と社会や文化といった視点を学ぶことが看護の専門性の基盤づくりとなります。学生自身が生活する身近な人間と社会、環境、文化に関心をよせ、対象をより理解できるよう、これからも学生とともに学びつづけたいと思います。

引用参考文献

1）宮入賢一郎　横尾良笑　トコトンやさしいユニバーサルデザインの本　日刊工業新聞（2013）
2）薄井坦子　科学的看護論　第３版p.107　日本看護協会出版会（2017）
3）厚生労働省ウェブサイト　看護基礎教育検討会　報告書　令和元年
https://www.mhlw.go.jp/stf/shingi/other-isei_544319.html（2022/12/22閲覧）

患者さんの秘めたる力を引き出す きっかけになったもの

姫路獨協大学 看護学部看護学科　薄葉　知美

昼間に目を閉じているのは、したくない、しないという意思表示かもしれない

学生は実習で、コロナ肺炎後のリハビリ期にある90代男性の、夜間不眠で昼間の覚醒状態が悪い方を受け持ちました。名前を呼ぶと、かろうじて目を半分開けようとしますが視線は合いません。言葉も聞き取れず、会話が成立しませんでした。そして、すぐに傾眠となってしまいます。私は刺激が覚醒につながるのではないかと思い、学生に手のマッサージをするよう促しました。ところが学生が手にオイルを塗布したところ手を衣服で拭い、不快に感じている様子が見て取れました。学生が握手を求めると握り返してくれましたが、タオルを持ち合って綱引きしようと試みても反応がありませんでした。私は学生と、この方に関心を持ってもらえることを探せば昼間の覚醒に繋がるのではないかと予測を立て、試みに枕元で絵本の読み聞かせをしてみることにしました。目を閉じたままでも聞くことが脳への刺激となるのではないかと期待したのでした。

絵本を読みますから聞いてください

患者さんへは絵本を「読みましょう」とは言わず「読みますから聞いてください」と声を掛けることから始めました。学生といっしょに絵本を眺めるという動作は、はじめのうちはハードルが高いだろうとの判断からです。

「今、絵本を読んだり作ったりする勉強をしています。できたら、一緒に絵本をみて、色々教えてくれませんか？」と頼むことにしています（村中、2002）[1]。

という言葉からヒントを得て、学生は学んでいる人という立場から、
「練習している。上手く読めているか聞いてください、お願いします」
といった意味を言葉に込め、
「私が絵本を読みますから、上手に読めるか聞いてください。今練習しているところです」
と、学生は患者さんに呼び掛けました。すると、いつもの目が半開きの状態が絵を集中して見る表情へと変化し、頭を持ち上げ右手をその下に当てる仕草がみられました。学生は患者さんの目線や手の動きに表情が表われたことを変化として目に焼き付けていました。学生が開いた絵本の片方を持ってみますか、と声を掛けると応じてくれ、本を支えることができました。さらに、患者さんはある場面の絵を指差しました。それは、柿のへたで作った独楽（こま）を子どもたちが回して遊んでいる場面でした。学生が「独楽ですね」と声を掛けると患者さんは無言で頷き、その様子に学生が「これは柿のへたで作った独楽です」と言葉を続けたところ、今度は目を大きく見開いて頷いてくれました。患者さんからの言葉はありませんでしたが、目を大きく見開いた表情には自分の指差したものを分かってもらえたことへの嬉しさが見て取れました。この感情は患者さんの中で「自己内対話」が発動し、社会とのつながりを実感させることにつながったのかもしれないと思われます。学生にとってもこの体験は、自身の声掛けに対する患者さんの様子に意識を向かわせることになりました。

車いすに座り、折り紙の独楽を回して過ごす

学生は患者さんが独楽に興味を示したことで独楽を使った働きかけを考え、翌日折り紙で独楽を作り、昼間デイルームで車いすに乗って折り紙の独楽回しをしてもらうことにしました。方法を伝えると、独楽の動きが止まる度にご自身で動かされていました。その後、車いすに乗る時間も長くなり、デイルームで集団リハビリに参加され新聞を広げて読まれるまでに回復されました。

みる力に刺激を与えた絵本

今回は絵本を使った関わりを通じて患者さんが興味・関心を持てるものを知ることができ、それを契機に意識の覚醒を促すことができました。実習を通じて学生は患者さんとの信頼関係を築くことができ、最終日には患者さんと握手しながら挨拶を交わすことができました。実習初日には想像できなかった光景でした。

学生が患者さんのかすかな仕草や様子の変化を見て取ったことで患者さんが関心を持てるものを知ることができ、翌日の具体的な取り組みにつなげることができました。私としても学生の「みる力」が着実に成長していることを確認できました。

「みる力」という経験は真実の教育に導かれる

> 真実の教育は、すべて、経験を通して生じるという信念がある。（中略）どの様な経験も次に展開してくる更なる経験の成長を阻止したり歪めたりもたらすようでは、それは非教育的なものであると言わざるを得ない（ジョン・デューイ、2009）[2)]。

上記の視座からも、学生が「みる力」を発揮できた経験が次の経験への成長を促し、具体的取り組みへと発展し、患者さんの秘めたる力を引き出すことができたと思われます。学生が身につけた「みる力」は、受け持ち患者さんに起きている現象を注意深く観察し、次に何をすべきかの的確な判断へと結び付ける１つの力と言えます。ジョン・デューイの言う真実の教育の成果の一端であるのではないかと思われます。

引用・参考文献

１）村中李衣（2002）お年寄りと絵本を読み合う、ぶどう社、p134.
２）ジョン・デューイ（2009）経験と教育、講談社、p30・p47.

看護場面における「みる」の力を考える

宝塚医療大学 和歌山保健医療学部看護学科　大内　由梨

「みる」の定義

広辞苑によると、「みる」とは「自分の目で実際に確かめる。転じて、自分の判断で処理する意」とされています。また「みる」を考えた時、その一言でも複数の動詞「みる」に漢字で変換されることに気付きます。漢字が違うということは、意味もそれぞれ異なります。一般的にその違いは、大きく分けて以下の５つに分けられます。

「見る」は目によって物事の存在や動きを認識する
「視る」はまっすぐに目を向けてみる、また注意してみる
「観る」は観察・見物などをみる、じっくり鑑賞する
「診る」は医師などが患者の健康状態を診察する
「看る」はそばで見守りながら世話をする、看病する

日本語の「みる」という動詞は、どんな目的語が後ろに続くのか、何を対象とするのかによって、意味が異なってくるのが分かります。

次に、日本語以外の「みる」も考えてみます。ジーニアス和英辞典によると、主に３つの違いについて書かれていました。

「look」は見ようとする意志を持って静止しているものを見るのが原則
「see」は意図しないで自然に目に入るのが基本
「watch」は動くもの・変化のあるものを注意して比較的長い時間見

る場合に使う

この３つだけではなく、他にも「stare」じっと見る、「view」注意してみる、「glance」ちらっと見る、「glimpse」ちらっと見える等、英語の「みる」という動詞は、どのようにして目で「みる」のかによって使い分けられているのが分かります。

よってここでは、何を対象とするのか、またどのようにして「みる」のかに焦点を当てて考えてみたいと思います。

看護学生とベテラン看護師の「みる」の違い

ある看護師の同僚と話していた時のこと。患者の話を聞く際、看護学生とベテラン看護師で何が違うのかという話になりました。

私は少し考え、患者と自分との距離の取り方や、座り方、話を聞く際の「間」の置き方が違うかなと答えました。実際に看護学生や新人看護師を見ていると、どうしてこの位置、この距離感で違和感がなく会話できるのだろうと疑問に思うことがあったためです。また、同様に会話はキャッチボールです。言葉を交わす「間」の取り方、言葉の距離感についてもベテラン看護師は巧みだなと思う経験がありました。

一方、同僚の答えは「視線」、つまり患者の話を聞く際、何を「みる」のかでした。確かに、看護学生は患者の状態を観察するより、本人の訴えを漏らさず聞こうとします。もしくは実習の記録用紙の情報収集の項目であるO（客観的）情報やS（主観的）情報を患者の訴えを基に記入しようとします。その結果として、患者の口元や目、表情に焦点を当てて視ることが多いのかもしれません。しかし、ベテラン看護師はさほど患者の顔を見ません。むしろ患者の姿勢、手の置き方や足さばきなどを観ていることが多いです。

看護学生とベテラン看護師は両者とも「みる」行為はしていますが、その対象としているものが異なるところに特徴があると気付きます。

看護場面における視線の先行研究

人間が持つ五感の中でも、視覚による情報は約８割を占める[1)]という説があります。他の感覚である、聴覚、嗅覚、触覚、味覚も看護場面では求められますが、視覚によって捉える情報が重視されていることがここからも分かります。

看護場面における「みる」に繋がる視線について先行研究を調べてみました。井越ら[2)]は新人看護師とベテラン看護師を対象にした危険予知の場面において、ベテラン看護師の方が重要領域の注視時間が長いと報告しました。視線計測による同様の研究で、竹内ら[3)]は看護師と看護学生を対象として、気管内吸引手技中の視線を比較した結果、看護師の方が視線の停留時間が短く、回数も少ないことを明らかにしています。また、松本ら[4)]は言語的コミュニケーションが難しい手術室看護において、熟達者と新人看護師の術中の視線を比較しています。その結果、視線回数と時間に差はありませんでしたが、熟達者は術野を頻回に確認し短時間で迅速に次の動作を判断していたこと、器械の取り扱い時は先端まで確実に確認していることが明らかになりました。

先行研究から、看護技術や知識の習熟度合が高い看護師ほど、１つの対象に視線を向ける時間は少なく、限られた時間の中で効率的に予測される事態を考察していることが分かります。また、視線を配る際も、ベテラン看護師の方がより安全への配慮を行っていることが示唆されました。

このように、何を対象とし、どのように「みる」のかを模索することは、患者への質の高いケアの提供や看護技術の向上にも深い結びつきがあると言えます。

「みる」ことは看護の力となる

ナイチンゲールの「看護覚え書」で看護師とは何かについて述べた言葉[5]をここに引用します。

> “経験というものをもたらすのは観察だけなのである。観察をしない女性が、五十年あるいは六十年病人のそばで過ごしたとしても、決して賢い人間にはならないであろう。”

看護師として習熟していくためには、患者を日々観察することが必要で、「みる」力を養う必要が私達にはあります。また、「みる」対象も、病院内の患者のみならず、地域包括ケアシステムで言及されている通り、地域で住まう支援を必要とする全ての住民、またサポートする家族、所属する地域も「みる」対象に含まれます。ナイチンゲールの言うように、「みる」ことはただ漠然と対象を見ているだけでは看護とは言えません。その「みる」対象の今ある姿を見つめ、ニーズは何なのか、先に起こり得ることを予測して未来に備える力を持った看護師でありたいと切に思います。

参考文献

1）教育機器編集委員会 委員長石川淳二編：産業教育機器システム便覧（第１版），日科技連出版社，1972.

2）井越寿美子，佐藤富貴子，板垣広美，他：危険予知場面における経験豊富な看護師と新人看護師の観察判断（報告１）‘気づき’の差異に着目して，日本看護学会論文集：看護管理，48号，P.87-90，2018.

3）竹内由佳，コリー紀代，二宮伸治，他：気管内吸引手技中の視線計測による看護師と看護学生の習熟度の比較，医工学治療31巻３号，P.171-180，2019.

4）松本奈緒美，田村　舞，中嶋幸恵：手術室看護の専門性を高めるための一考察器械出し看護時の視線によるデータ分析，日本手術医学会誌，38巻１号，P.11-15，2017.

5）薄井坦子，小玉香津子，他訳：看護覚え書－看護であること看護でないこと－(改訳第７版)，現代社，P.229，2015.

「見ること」から「看ること」へ

松本看護大学 看護学部看護学科　垣内いづみ

患者さんを実際に見ること

今日も看護学生の実習が始まります。そこには、いつものように必死に電子カルテと向き合う学生の姿があります。そこで、カルテを見ている学生が不安そうに私に訊いてくるのです。
「先生、受け持ちの患者さんが昨日の夜、発熱したみたいです。今日は、入浴の計画を立ててきたんですけど、入浴しない方が良いですか」
と。さらに学生はカルテを見て、発熱の原因を探り続けています。そこで私は患者さんのところに行ったかどうかを問うこととなりますが、多くの学生は「まだです。」と答えます。そして私は
「まずは患者さんのところに行って顔を見てきましょうか」
と学生の背中を押します。そんなやりとりの後、しばらくして病室から戻ってきた学生は、先ほどまでとは全く違う表情で
「患者さんはまだ、少しだるそうでした。でも、たくさん汗をかいたので、身体を拭いてほしいって言ってました」
と何かをつかんできたような様子です。この学生は、これで今日１日のスタートラインにやっと立つことができました。まずはひと安心です。

いくらベテラン看護師でも、カルテの隅から隅まで読んで患者さんの状態のすべてを正しく知ることはできません。どんなに詳細に記録が書かれていたとしても、その記録が書かれたのは、もう何十分も何時間も前のことです。患者さんは生きていますから、状態は時間の経過と共に刻々と変わっていきます。ですから、カルテを見ていても患者さんの今の状態は見えてきません。看護師として患者さんと向き合うために、い

ちばん大事なことは「まず患者さんを実際に見ること」と私は考えています。看護学生の実習で、まず学生に伝えたいことのひとつです。

師長さんのナースキャップの秘密

このように、患者さんを実際に見ることの大切さを私が学んだのは、新人看護師のときでした。その頃のことをよく思い出します。出勤するとまずは今日の受け持ち患者さんが誰なのかを確認し、申し送りを受けるまでにカルテを見て情報収集をするというのが仕事のスタートでした。多くの看護師が同様に、カルテから必要な情報を拾い今日の勤務に備えます。その後、夜勤看護師からの申し送りを聞くことになるのですが、そこで師長さん（当時は婦長さん）からの助言が入ります。

「Ａさん、いろいろと心配事があるみたいで昨日は眠れなかったみたいだから、話を聴いてくださいね」

「Ｂさんは、ごはんが噛みにくいと言っているから、食事の形態を相談してみてくださいね」

「Cさんは今週末退院になるけど、不安が強いみたいだから、話を聴いてくださいね」

などなど。師長さんは看護記録に書かれていない沢山のことを知っていて、今日の援助について的確に指導してくれました。師長さんはどうして私たちが知らないことを、誰よりも先に知っているんだろうか…と新人看護師の私は不思議に思ったりしたものです。師長さんの頭に載せられているナースキャップの２本線には、実は患者さんの声をキャッチするアンテナが隠されているのではないかと思ったほどです。そんな日々が続いている中で、ある朝、師長さんの行動を目のあたりにしたことがありました。師長さんは毎朝出勤してくると、まず全部の病室を回って、患者さんにあいさつし、患者さんの様子を目で見て確認していたのです。師長さんは患者さんの様子をみて、「顔色いいですね」「もうすぐ退院ですね」と声をかけています。すると患者さんは、困ったことやいろいろな悩み、いろんな思いを話し始めます。やはり、師長さんのナースキャップにはアンテナが隠されていたんだ！　と思った瞬間でした。この出来事は、看護師としての私のあり方に間違いなく大きく影響しています。今はもう、ナースキャップはありませんが、今の師長さんたちもどこかに秘密のアンテナを隠しているのではないかと信じています。

看護学生に伝えていること

その後、何十年か経過し私は教員となりました。自分の経験から看護学生に伝えたいことは何だろう…と考えた時、まずは「患者さんを見よう」ということでした。カルテから得られる情報の何十倍ものことが、患者さんを見ることで得られます。看護学生は、いつものように実習初日にはカルテの隅から隅まで見て情報収集をします。患者さんのことを理解したいというよりも、情報記入用紙を埋めるために必要な情報をカルテの中から探しているというようにもみえます。明日の実習までに情報を整理してこなければなりませんし、アセスメントも進めないとならないというプレッシャーがありますから。しかし、カルテを一生懸命読んでいても時間はどんどん過ぎてゆき、１日終わってみると、実は患者さんのことはたいして理解できていないということはよくあることです。初対面の患者さんのところに行って何を話せばよいのかわからない、ある程度情報収集してからではないと、患者さんのところに行っても困るという思いから、学生はなかなか病室に足が向かないこともあります。そんな学生たちをみて私は、少々荒療治ではありますが、学生にはカルテを見る前に、まず１時間ほどベッドサイドに行ってみましょうということを試みてきました。

「え？情報収集していないのに、ベッドサイドに行って大丈夫でしょうか」

と学生から戸惑いの言葉が多く聞かれるのも想定内です。患者さんの疾患は事前に学習してきているのだから、患者さんに今、どんな症状があって、どんなことがつらいのか、どんなことに困っているのかをきくこともできます。患者さんは、自分のことを知りたいと思ってくれる学生を目の前にしたら、いろんなことを話してくれます。その時の表情や口調も大切な情報です。家族のこと、仕事のこと、入院前の生活のこと、いろんな話をきくことができます。話しながらベッド周りの環境を見たり、皮膚の状態を見たり、呼吸の状態を見たり、そこには患者さんの生の情報があふれています。しかし、こんな質問をしてくる学生もいます。

「私の受け持ち患者さんは認知症があるようなのでベッドサイドに行っても情報になるような会話はできそうにありません。どうしたらいいですか」

「意思疎通が困難ということなので、ベッドサイドに行って何をしていいのかわかりません」

はい、これも想定内の質問です。どのような声掛けをしたらどのような反応が返ってくるのか、これがとても大事なのです。そして学生たちは緊張しながらベッドサイドに行くこととなるのですが、今度はなかなか戻ってきません。しばらくして戻ってきたときには

「ベッドサイドにお孫さんの写真が飾ってありました」

「名前を呼んだら、目を開いて、私の方を見てくれました」

「認知症があるという情報でしたが、話してみるとある程度のことは理解されていて、自分のことも話してくれました」

「来月、お孫さんの結婚式があるから、それまでに退院したいと言っていました」

と何かすごい発見をしたかのように学生が語ってくれます。カルテを見ていない状態ですので、枠組みから解放されて、目の前にいるありのままの患者さんとしっかり向き合うことができます。

このような荒療治の後、カルテを開くと、学生は目的を持った情報収集ができるのです。すでに患者さんのことは、ベッドサイドで見て関わって、多くのことを知っていますから、それをカルテに書かれている情報で確認するだけで、患者さんへの理解は一気に深まります。私たち看護師が見るべきは、１に患者さん、２に患者さん、３・４がなくて５にカルテとでもいうのでしょうか。

しかし患者さんを「見る」ことだけでは看護は成立しません。「見る」だけで「看る」ことが出来るようになるわけではありません。患者さんを見たときに、その状態から何かを感じとることができなければただ「見る」だけで終わってしまいます。「今日はいつもより元気がないな」「足がむくんでいるような気がする」「足どりが重いみたい」…など、見たことから何かを感じとる力が私たち看護師には求められているのではないでしょうか。患者さんを「見る」ことができて初めて「看る」ことができるのだと私は思います。その昔、「踊る大捜査線」で織田裕二扮する青島刑事による
「事件は会議室で起きてるんじゃない！　現場で起きているんだ！」
という有名なセリフがありましたが、私はカルテばかりを見ている看護学生をみて
「患者はカルテの中で生きているんじゃない！　病室にいるんだ！」
と心の中で叫んでいます。もちろん、カルテにも重要な情報はたくさんあります。でも、実際に患者さんを「見る」ことなしに「看る」ことはできません。

時代は変化しても

私のようにそろそろ「古い人間」と言われる世代でも、人とのコミュニケーションは対面ではなく、メールやLINEが便利で気軽と感じます。相手の都合を考えず、いつでも気軽にボタンひとつでメッセージを送る

ことができ、相手の状況を確認できるのですから便利です。それでも、文字だけでは感情が正しく伝わらないのではないかと心配になるので、絵文字で感情表現を添えることをします。しかし、最近の若者は絵文字を使わないということもテレビなどで取り上げられているのを見ると、ますます相手の感情までを理解することは難しくなります。このように、コミュニケーションのとり方も時代と共に変化してきていることを考えると、看護におけるコミュニケーションのとり方も時代と共に変化してきているのではないかと危惧するところです。どんなに時代は変化しても、看護は「看る」ことが仕事です。目の前にいる“生きている”患者さんを見て、理解して、初めて「看る」ことができるのだと思います。カルテからの情報ばかりに頼らず、患者さんとしっかり向き合える看護師がこれからも多く育つことを望みます。「みる」ことは患者さんを理解するための大きな「力」となることをずっと伝え続けていきたいと思います。

観察力が身についた対象の経験について

常葉大学 健康科学部看護学科　片野恵美子

1．はじめに

私は、看護師として神経内科病棟の臨床経験があります。神経内科病棟での看護において最も重要なことは、観察力、つまり患者をみる力と考えます。なぜなら、入院患者の多くは、神経内科疾患で意識レベルの低下や言語障害があり訴えることが困難であったり、低下したセルフケア能力の回復が緩徐もしくは維持に留まるからです。また、このような患者を観察する際には、フィジカルアセスメント技術を用いることで、患者の状態をより正しく理解できると実感しました。

私が意識レベルの低下や言語障害があり訴えが困難な患者、セルフケア能力の回復が緩徐もしくは維持に留まる患者に対して、何をどのように観察してきたのか、患者への看護援助につなげたのかを述べていきたいと思います。

2．意識レベルの低下や言語障害があり訴えが困難な患者への観察

私が神経内科疾患により意識レベルの低下や言語障害がある患者を観察する時に気をつけたことは、必ず患者の全身状態をみることです。それは、意識レベルの低下や言語障害により患者が苦痛を訴えることができないことや、発症時の状況と発症前のセルフケア能力を知るためです。

私が緊急入院して受け持った脳出血の1事例に対して、何をどのように観察をしたのかについてを述べていきます。事例Aさんは、男性で向

老期の患者でした。Aさんが緊急入院で病棟の病室に搬送された時に、私は最初にAさんに呼びかけをして、意識レベルの確認をしました。Aさんは呼びかけに対して開眼しましたが、失語があり返答ができない状況でした。そのため、私はAさんの顔の表情、口、眼、しぐさや身体の動きをみながら、意識レベルや訴えを読みとり、麻痺の程度や感覚障害の有無も観察しました。Aさんは運動性失語で片側の完全麻痺、感覚障害があることがわかりました。血圧値が高い状態でしたが、瞳孔や呼吸の状態には異常はみられませんでした。Aさんは思うように言葉を発することや、片方の手足を動かせなくなったことに動揺した様子でした。

発症時、自宅で倒れていた情報から、私はAさんの全身の皮膚の状態を観察しました。皮膚は外傷がみられずはりやつやがあり清潔でした。頭部をみると、髪の毛は短く整っており、ひげも伸びていませんでした。健側の手足は、指示動作が可能で手の握る力が強く、抵抗に打ち勝つことができていました。これらのことから、Aさんは発症前では自身で皮膚の清潔や身だしなみを整え、日常の生活活動を行っていたことが推測されました。

このように、Aさんの全身状態をみて、脳出血を発症して間もないこと、血圧値が高いことから、頭蓋内圧亢進や再出血による神経症状の有無に留意して状態変化の観察をしていく必要があると考えました。また、感覚障害があることや、意識レベル低下で病状を理解できないことから、身体外傷のリスクがあると考えました。そのため、患者の体位の調整や確認、ベッド柵の設置、点滴や点滴棒の位置の確認など安全な病床環境に整えていきました。Aさんは、運動性失語による発語が困難で、自分の欲求を他者に伝えることができないため、まずは生理的欲求から察して「はい」「いいえ」で答えられるような質問をし、患者の表情とジェスチャーと合わせて訴えを正確に読みとるようにしました。また、片側の完全麻痺によって入院前に比べて、清潔・更衣、排泄、移動の動作のセルフケアが低下してしまいました。しかし、男性で健側の手足の筋力があり発症前では日常の生活活動を活発に行ったおり、動こうという意思も強いことから、健側の手足を使ってのセルフケアへの援助をしていきました。最初の段階では、健側の手を使って顔を拭いたり、はみがきをしたり、体の向きを変えてもらったりしました。早期から排泄の自立に向けて、車椅子で移動してトイレで排泄ができるように計画し、看護チームで援助していきました。Ａさんは、健側の手足を使って半介助でトイレでの排泄が可能となり、リハビリテーション病院へ転院しました。

意識レベルが低下や言語障害があり訴えが困難な患者の全身状態をみることで、身体面だけでなく心理面や入院前のセルフケア能力がわかり、患者のニーズに合った看護援助につながると考えます。

３．低下したセルフケア能力の回復が緩徐もしくは維持に留まる患者への観察

神経内科疾患で筋力の低下によりセルフケア能力が低下し、その回復が緩徐もしくは維持に留まる患者の観察で大切なことは、患者の日々の日常生活動作や活動のわずかな変化を見逃さないことです。

私が受け持った末梢神経障害のある慢性期のＢさんの事例を挙げて述べていきたいと思います。Ｂさんは女性で成人期の患者でした。筋力低下が悪化し、薬物療法とリハビリテーションの目的で再入院してきました。私は、Ｂさんに筋力低下の悪化の自覚や日常生活の状況について問診をし、筋力低下の程度を調べました。Ｂさんは歩行困難でほぼ全介助で車椅子に乗車して移動していることがわかりました。ADLを維持するために、車椅子に乗車して日常生活動作ができるように看護チームで援助していくことにしました。Ｂさんは自身の病状を受け入れており、「リハビリをして自分のことはできるようにしていきたい。車椅子での生活であっても、活動範囲をひろげていきたい」

と私に言いました。私はこの言葉を聴いて、日常生活活動のわずかな進歩であるかもしれないが、Ｂさんの希望に添った援助をしようと思いました。

私はＢさんが入院して２度目のシャワー浴を担当しました。Ｂさんは爽快感や清潔感が得られるため、シャワー浴を楽しみにしていました。１度目のシャワー浴の援助の際には、Ｂさんは浴室の手すりにつかまって介助して立位をとるのが精一杯な状況で、数歩も歩くことができませんでした。２度目のシャワー浴では、１、２歩、片足ずつ移動することができました。このわずかな進歩でしたが、シャワー浴終了後、Ｂさんの表情がいつもより明るくなり、活気がみられました。

その後、Ｂさんは車椅子の自走が入院時ではできなかったのですが、病室の廊下、トイレ、病棟廊下と徐々に距離を長くして行えるようになりました。車椅子への移乗の介助は７～８割程度となり、リハビリテーションの病院へ転院しました。

このように、神経内科疾患で筋力の低下によりセルフケア能力が低下し、その回復が緩徐もしくは維持に留まっている患者に対しては、入院前のADL状況を把握し、日々の日常生活動作や活動のわずかな変化を観察して援助することが、その方のQOLを保つことにつながると考えます。

４．おわりに

私は神経内科病棟の臨床経験において、患者をみる力を養うことができたと思います。それは、フィジカルアセスメントを活用したこと、患者の全身状態をみて訴えを読み取ったこと、日々の日常生活活動のわずかな変化に気づけたことと考えます。このみる力は、他科疾患の患者を観察して把握する際にも、役立てられることができました。また、患者のニーズに合った看護援助につなげ、QOLの向上や保つことに関与できたと思っています。

看護師のみる力
～3つのエピソード～

純真学園大学 保健医療学部看護学科　菊池　洋子

はじめに

看護師になる前、企業に勤めていた私は「ナイチンゲール」という名前だけは知っていました。戦禍で活躍した世界で最も有名な看護師。子どもの頃、そう感じていたのを思い出しました。まさか、これほど多くの人々に今も語り継がれる看護の基本があるとは知るよしもありませんでした。看護師になった今、そして、コロナ禍で今を生きる私に大切なことを教えてくれました。

フローレンス・ナイチンゲールは看護の基本を

「患者が何かを感じているかを、患者に辛い思いを言わせることなく、患者の表情に表れるあらゆる変化から読みとることができることなのである」

と述べています[1)]。看護師は自分の目で見て確かめ、そして触れ、読み取る力が必要です。患者の思いを汲み取る代弁者でなければならない。この考え方は、看護の根幹として現在も言い伝えられています。

3つのエピソード

ここからは、患者の個人情報保護のため一部改変したものをエピソードとしてご紹介します。

Episode 1 「みかけたよ」

幼い時、抗がん剤治療で入院したY子ちゃん。Y子ちゃんは、サラサラの黒髪がとっても似合う印象的な子どもでした。Y子ちゃんの入院病棟は、抗がん剤治療をしていたお友達が多く、サラサラヘアのY子ちゃんはとても目立つ存在でした。治療の開始とともに脱毛は避けて通れません。髪の毛がどんどん抜けて悲しむ患者さんを見てきた私にとって、その光景は日常でもあり、うっすら生えてきた時には心が躍りました。

抗がん剤治療を終えてY子ちゃんは退院し、私は別の病院に移りました。もう会うことはないだろうと思っていました。

しばらくたった春のように穏やかで暖かい小春日和に、偶然、街でY子ちゃんを見かけました。単なる似ている人かも知れません。もしかしたら全く別人かも知れません。しかし、抗がん剤治療で髪の毛がどんどんなくなっても、どんなに大きくなっても、サラサラの黒髪は忘れません。私はついつい追いかけてしまいました。でも、あの時の治療のことを忘れたい人もいます。私を見ると、辛かった治療やあの頃のことを思い出させてしまうかもしれないのです。Y子ちゃんだけでなく家族も。だから私は患者を見かけても決して声はかけないと決めています。小春日和に風でなびくY子ちゃんの黒髪が意味するもの。遠くからお礼を言います。生きてくれてありがとう。私も元気です。また明日から頑張れそうです。看護師はこうやって元気を貰っています。

Episode 2 「みているよ」

思春期病棟に摂食障害で入院したK子ちゃん。退院が近づいたある朝のこと、朝食の下膳車からお友達の食べかけのパンをお腹の中に隠している姿を見てしまいました。徐々に退院に向けて出来ることは増えてきたのに、もうすぐ退院なのに、どうして看護師の前で隠したのだろうと、看護師は無力な存在だと何度も考えました。その時、医師が教えてくれました。駄目だと叱ってほしかったのだと、そして見捨てないでというサインであること、見捨てられないように安心な環境を不安な環境に転換すること、そしてその不安な環境の中で孤独になり看護師を母親と重ね、回避行動を見つけて欲しかったこと。正直な思いや感情を抑圧することで自分を保ち続けていたK子ちゃんにとって、いつまでも看護師にみていてほしかった、すなわち１人で歩くまで見守って欲しかったという言葉の裏返しだったのです。以後、私は看護師である前に１人の同じ人間なのだと話し、丁寧に、正直に語り合い、そして「ずっとみているよ」と伝えるようになりました。

Episode 3 「みていてくれてありがとう」

新型コロナウィルス感染症の予防対策として病院という場所は多くの制限がのしかかりました。例えば、面会は会って話せる環境から、触れることも許されず窓越しで会話する家族、パソコン越しで「今、何て言ったのかな」「聞こえにくい」まるでリモート会議のような会話をする親子、この光景は今も変わりありません。

介護老人保健施設も同じで閉鎖的な環境でしたが、多くの入所者は認知症でコロナ禍であろうがなかろうが、そこには生活の場である入所者とスタッフの泣き笑いがいつも変わらず続いていました。なかでもＴさんは、認知症で常に穏やかであまり多くを語らない物静かな方でした。介護老人保健施設では看護師の数が限られています。私はあまりの忙しさにその日は終始、立ちっぱなしで座ることが出来ませんでした。そんな時、Ｔさんの靴の紐がほどけているのを発見しました。そしてＴさんに椅子に座って頂き、靴紐を結びました。結んでいる最中、Ｔさんは、看護師の頭に手を置き「ごめんのお、ごめんのお～、ありがとうね、ありがとうね」と言いながら何度も何度も、まるで母親が子どもにするように撫でてくれました。

その時、思ったのです。靴紐を結びながら座りたかった私、撫でてくれたことで安心を得た私、本来、看護を提供する側が安心感を伝えなければならない者として大きな過ちを犯した気持ちになりました。平常心を保つことが出来ず下を向き目を潤ませながら何度も靴紐を結び直していました。結び終わると顔を見上げＴさんに「これで転倒しませんよ」と。何もなかったように。私達看護師は、入所者を看護している（みている）立場だけれど、実は認知症の入所者であっても看護師やスタッフをしっかりと見ていてその実直で偽りのない言動に癒され、救われているのだと思います。Ｔさんは、いつも看護師をみてくれていた。看護すべき方から看護師は見守られている。そう感じた瞬間でした。

おわりに

私達、看護師は一様に万能ではありません。ですが多くの看護師は、最悪の状況からほんの少しでも光が射しこみ、患者や家族の希望がもてる環境になるまで、全力で考え、そして支えます。「みかけたよ」と「みているよ」と「みていてくれてありがとう」とは、どれも一見、静観しているようにとらえられがちですが看護に置き換えると「見守る」ということではないでしょうか。この見守りは、看護師が一方的に患者に何かをするという看護ではなく、患者や家族が自分の意思で前に進めるよう、そっと近くから見守る看護。それは、いつしか患者や家族が知らず知らずに自分で環境を作っていたと思えるよう、私達は永遠に見守るのだと思います。

引用参考文献

１）ナイチンゲール著、湯槇ます他訳「看護の覚え書」（第７版）p.227、現代社、2011.

「みる」とは
～母と過ごしたひとときへ～

福岡大学 医学部看護学科　木村　裕美

みなさんは、「みる」という言葉に、いくつもの意味を持つ漢字があることを日頃から認識してみているでしょうか。または、漢字かひらがなかによっても、意味が変わってくるのではないでしょうか。

「みる」という言葉は様々な意味を持っています。看護職の特性から考えると「看る」という文字が持つ意味で「みる」ことが多いでしょう。辞書には、看るは、「看病」や「看護」の熟語があるように、世話をするという意味で、「病気の子どもを看る」などと使う、とあります。また、そのことに当たる、取り扱う、などの意味もあるようです。最近では、「看取り」という言葉が象徴する、終末期～死に至るまでを看ることばとして使われているのをよく目にします。

視野に入ってみていても、そのことを認識していないことも人にはあることだと思います。今、目の前を通った人が何色の服を着ていたかと問われると、はたとすることはないでしょうか。「みる」ということは多くの意味を持ち、人は日常いろいろなものを見ていますが、どんな思いで見ているのか、また常に意味を意識してみている人は少ないのではないでしょうか。

昨年の夏、日中独居の認知症（要介護２）の母と２週間をともに過ごしました。介護をひとりで担っている弟のレスパイトも兼ね、そして私にとっては、実践的な認知症高齢者の介護体験でした。中程度ではありますが、短期記憶障害、頻回な排泄、入浴全介助、歩行は壁伝いに歩き不安定で転倒リスクが高い状態で屋外は車いすで移動です。人と交わることが苦手で、デイサービスなど全く利用せず、日頃は閉じこもり状態です。本人は認知症であることを認識していません。私も仕事では認知症の方にかかわりますが、１日中認知症の母と過ごすのは初めてのことでした。

まずは母を迎えに行き、車いすで新幹線に乗りました。この際にJRの職員が、車いすが車内にうまく乗り込めるようにスロープ板を渡してくださいました。母が怖がらないように観ながら、車いすがスムーズに進むようにゆっくり席につきました。実家を出るまで落ち着かなかった母も少し安堵した様子で笑顔が見られました。我が家につくと普段と勝手が違うことで、１つの動作でもどこを掴めばよいのか戸惑いが見られました。母にとって環境が変わることがこんなにも大変なことであると気づかされました。

夏季休暇で母を看ることを決めていましたから、朝から晩までのすべての時間をあてて、じっくりと母の介護と向き合いました。何十年ぶりでしょうか、母と２人でゆっくりとした時間を過ごすことは。何か母がひとりでも楽しめること興味のあることを探したいと思いました。

毎日が「自宅でデイサービス」です。むかし母が好んで歌っていた歌を、ユーチューブで見ながら一緒に歌いました。ポケットティッシュのケースを好みの布地を選んで手縫いで作りました。100均の造花を買いに行き、好みの色で好みの花を買ってきて、空き箱に１本ずつ挿し、リボンで飾り付けをしてフラワーボックスを作りました。初めての体験で作品がたくさん並びました。母の言葉や表情を見ることで好んで楽しんでいるかがわかりました。そこで、次は「大人のぬり絵」に誘ってみることにしました。好き嫌いの意志ははっきりことばにしますので、私としては少しドキドキでした。「ぬり絵など子どもじみている」とそっぽを向き、不機嫌になるのではないかと。すると以外にも興味を示し、懸命に色を選び、夢中になって色ぬりに取り組み始めました。その集中力はもの凄く、何時間でも無言で続けていました。私にとっては初めて見る母の姿であり、今までにない潜在能力を見つけ出すことができました。

また、日常では頻回な排泄があり、非常に不安定で今にも転倒しそうな歩行状態でも、手伝うことを嫌い、壁を伝ってどうにかトイレまで行くことを１日に十数回ひとりで行っていました。４点杖や歩行器も進めてみましたが、一番やりやすい壁伝い方法で移動することを見守りました。

我が家に来た当初は、環境が変わったことに心配げな様子もうかがえましたが、徐々に慣れてくると、リビングのソファーの定位置に座り、庭の花々を眺めるようになり、穏やかな表情で「窓が大きくて、外が見えていいね」と、言ってくれました。「ご飯を食べよう」と声をかけると、ダイニングのお気に入りの場所の椅子に座り、料理が並ぶのをすました顔で待っていました。

そんな真夏の日々は過ぎ、あっという間とは言い難い２週間でしたが帰る日がやってきました。すると「楽しかった」と満面の笑顔で言ってくれました。お互い名残惜しい気分で、私は寂しさを感じました。そして、来年も遊びに来ることを約束してくれました。

母を「見る」、「視る」、「観る」、「看る」、「みる」ことは、日頃からの念願であり、それが叶った夏でした。

患者さんの表情や発言から、心を読み丁寧に関わる

徳島県立総合看護学校　清原　直美

今回、喉頭癌を再発し体力が衰退し、追加治療や疼痛緩和を行い、自宅療養へ移行する過程であったＡさんと私の関わった２場面について述べます。

準夜勤務での出来事です。Ａさんの病室を訪室すると、顔はしかめた表情でベッド上に座っていました。洗面所には夕食のお膳が置かれていました。私は引き膳をしながら、食事摂取量が前回の５割より増え、７割となっていることを確認しました。
〈麻薬を内服しているが痛みが増強したのだろうか…〉と考え、
「随分痛いのですか？」と尋ねました。Ａさんは人工喉頭器具を使用し「痛み止めは後で飲む」と言い、手で追い払うような仕草をしました。私は
〈痛みでイライラしているのか…、今の心理状態では踏み込んだ関わりを持つより様子をみよう〉
と考え、本来なら麻薬管理上、内服確認が必要ですが、Ａさんの気持ちを優先的に考え、後で確認することを選択し、それ以上の会話を避け退室しました。10～20分後訪室し、オーバーテーブルに未開封のまま置かれている麻薬を確認し、腹部をさすっているＡさんに対し、排便や排ガスの有無を尋ね
〈いつもより腹部が張っている気がする。排便状況や腸蠕動音、腹壁の状態を見てみよう〉
と考えました。３日間排便がない、腸蠕動音が弱い、腹部膨満著明である事実から、麻薬の副作用であるイレウス発症を想定してアセスメントしました。担当医師へ報告し腹部レントゲン結果、イレウスと診断さ

れ、胃管によるドレナージを開始しました。ドレナージ開始後ほどなくして、Ａさんの腹痛は軽減したようでウトウト寝入っていました。私は深夜勤務者であるＢ看護師へ、状態を申し送りしました。しかし、Ｂ看護師は卒後２年目で、数か月前に異動したばかりでした。治療上欠食となったことで、麻薬の内服から静脈投与に変更することについて、Ａさんが納得できるように説明できるのかが気になり、Ｂ看護師の巡視が終わるまで退庁せずに待機していました。すると、Ｂ看護師が私の所に困惑した表情で

「Ａさんが目覚め『もう痛くないから抜いてくれ』『胃管はなくても大丈夫だ』『早く医者を呼んでくれ』と言って興奮しています。医師を呼びましょうか？」

と相談に来ました。私はすぐさまＡさんの病室へ向かいました。Ａさんは私に

「胃にチューブの先が当たって痛い」「胃管を抜いてほしい」

と訴えました。私は

〈胃管抜去は生命の危険性がある。以前、経皮経肝胆管チューブの抜去を強く希望したが、それが叶わず強行退院したことがある。どれだけ危険であるか、納得できるよう具体的に説明する必要がある。担当医は帰宅し、面識のない当直医に説明を依頼しても、Ａさんは不信感を抱くかもしれない。Ａさんが納得するまで私が説明しよう〉

と考えを巡らせました。胃管抜去を希望する理由を

〈先程は腹痛が強く、余裕がなかったから胃管の不快感までに至らなかったのだろう。腹痛が軽減し胃管が鼻腔や喉に当たり不快を感じているのだろう。腹部レントゲン写真でも明らかなニボー像があった。今は一時的に改善しているだけ。Ａさんの気持ちもわかるが、ドレナージは必要。胃管の不快感は対処療法を行うことで、Ａさんの訴えと治療を擦り合わせできるか、Ａさんに提案し鎮痛剤の効果を試してみよう〉

と考えました。やや興奮気味のＡさんに対し穏やかに

「さっきと比べて楽になったんですね。良かったです」
と話しかけました。Ａさんは「ほうよ」と返答しました。このやり取りからＡさんは、ドレナージの意味を理解していると判断しました。そこで
「先程、どうなってもおかしくない状態の手前でした。今状態が良くなっているのは、胃管を入れドレナージをしているからで、これを抜くと元通りの状態、もしくは悪化する可能性が高いです。そのような状態になるのがわかっていて、抜くことはできません。とりあえず、朝の回診まで待ってください」
と、今の状態がどういう状態か、胃管抜去することでどのような状態になるか、いつまでこの状態を辛抱すれば良いのかを具体的に伝えました。Ａさんは渋々ではありますが、苦笑し頷きました。

１週間後、日勤での出来事です。Ｃ看護師から私に
「Ａさんの点滴刺入部の皮膚に発赤や腫脹がみられ、留置針の入れ替えを試みたができませんでした。１回してダメだったから２回目はできません。医師から説得してもらいましょうか？」
と相談がありました。私はすぐに病室を訪れました。
〈この前イレウスを発症し欠食となり、輸液の持続投与を余儀なくされている。自由な生活を望む患者は、点滴に縛られた拘束状態でストレスが溜まっているだろう。何度も苦痛を味わい辛いだろう。入れ替えよりもまずＡさんの話を聞こう〉
と考えました。訪室するとＡさんは、ベッド上座位で眉間に皺を寄せ、Ｃ看護師が実施した穿刺痕をじっと見ていました。私はＡさんと目線を合わせるためベッドサイドに腰を落とし、背中をさすりながら
「この間もえらい目にあって、胃管が抜けてほっとしたら、また痛い目に合わせてごめんね…」
と、１週間前にイレウスになったＡさんの気持ちを考慮しながら話しかけました。Ａさんは顔を上げ、私と視線を合わせ、眉間に皺を寄せたま

ま
「何べん刺してもあかんのだったら止めて」
と訴えました。私は
〈そういうのも当たり前だろう。ただでさえ辛いのによく我慢したなあ。何度も苦痛を与えるわけにはいかない。１回で穿刺しなければ信頼関係も崩れるかもしれない〉
と考え、Ａさんの訴えは当然の事だと受けとめました。
「ほんまやね。痛いもんね。もう１回させてくれる？　それでダメなら医師に何か別の方法にしてもらうから…」
とＡさんに伝えると、Ａさんは無言で頷きました。右利きだったＡさんに、左前腕に穿刺することの了解を得、穿刺を試みようと観察しました。Ａさんは左前腕を凝視していました。
〈確かに、以前より血管が細くなり入りにくそうだ。Ａさんの気持ちを整えてもらい、穿刺の苦痛が少しでも軽減するように、会話をしながら気をそらそう〉
と考えました。
「昨日と比べてお腹の具合どうですか？」
「痛み止めの薬が変わったけど、痛みは強くなっていませんか？」
とＡさんへ話しかけると、穿刺部位に注目していたＡさんは私へ視線を向け、やや硬い表情で「いける」と答えました。私はその隙に穿刺し入れ替えを行いました。私は、
〈Ａさんの協力があったことを強調することで、共に治療を行っているという意識をもってもらおう〉
と考え、
「うまく腕を固定してくれたから入りましたよ」
と声をかけました。するとＡさんは急に笑顔をこちらに向け
「ベテランはやっぱり違うな、初めからしてもらったら良かったわ」
と答えました。そして

〈輸液内容から、数日後に入れ替えの可能性がある。次回の入れ替えは困難が予想される〉
と今後のことを考慮し、同様の現象が起こる可能性をわかりやすく説明しました。Ａさんは苦笑しながら軽く頭を下げ片手を上げました。

Ａさんとの一連の関わりを通し、Ａさんと信頼関係が築けたと感じました。患者と関わるには、疾患から考えた看護の枠にはめ込むのではなく、患者の一挙手一投足を見逃さず観察し、その人がどう感じているのか、何を望んでいるのかを予測し、その人の生き方や考え方、言動の意味を考えながら治療とすり合わせていくことが重要だと思います。それがまさに個別性のある看護となります。個別性の看護の展開には、生活習慣や職業、社会とのつながり、キーパーソンなどその人全体を理解する対象理解が最も重要だと感じています。対象理解なくして患者さんと看護師の認識が交わることはないと考えます。

ナイチンゲールが記した、自分自身では決して感じた事のない他人の感情のただなかへ自己を投入する能力[1)]やヘンダーソンのいう、患者の皮膚の内側に入り込まなければならない[2)]ことを念頭に実践しなければいけないと考えます。

薄井は、

> 目的意識をもった実践は看護に限らずすべて、対象→認識→表現という過程的構造をもっている[3)]。何よりも科学的なものの見方･考え方で自分の頭を訓練する必要があり、科学的な認識に導かれてこそ看護することができ、自分の行為を無意味に感じることもなくなる[4)]

と述べています。たとえ優れた認識のもとで実践していたとしても、実践した看護師が優れた認識のもとで行ったことに自分自身気付いていなければ、上手く若手看護師へ指導することができず継承できないと考えます。ナイチンゲールは、患者の顔に現れるあらゆる変化、態度のあらゆる変化、声の変化のすべてについて、その意味を理解すべきである。患者の表情や様子を何ひとつ観察しようとしない看護師や、また変化がありはしないかと思いもしないような看護師は、何も得られない道を歩み続ける[5)]

と記しています。患者を表面上で捉えるのではなく、患者の揺れ動く心情を理解し、経験年数に過信することなく、自分の認識と他の看護師の認識を擦り合わせ共有し、患者と関わる必要があると考えます。

引用文献

1）フロレンス・ナイチンゲール，湯槇ます　薄井坦子・小玉香津子他訳：看護覚え書－看護であること・看護でないこと－改訳第６版，227，現代社，東京，2006.
2）ヴァージニア・ヘンダーソン著，湯槇ます・小玉香津子訳：看護の基本となるもの，13，日本看護協会出版会，東京，2009.
3）薄井担子：科学的看護論第３版，15，日本看護協会出版会，東京，2019.
4）前出３）126，2019.
5）前出１）228，2006.

ニュースレターをみて、湧いてくる力

香川大学 医学部看護学科　金正　貴美

人と人は日々多くの出会いがあります。このコロナ禍で交流が制限されていなければもっと多かったのかもしれません。誰かと会って話をすることで感染のリスクが高まるため、皆さん外出には慎重になっています。だからこそ、人と人の出会いはかけがえのない一期一会になると実感しています。

先日、支援させて頂いている香川がん患者会「さぬきの絆」の会長さんたちにお会いする機会がありました。がん患者会が発行しているニュースレターの印刷作業をするためです。会長、役員さんたちは、いつお会いしても笑顔が眩しく、かつ人々への愛情と癒しに満ちています。互いの近況、体調のこと、年を重ねたこと（お互い実感していることですが)、ご家族のこと、畑でとれるお野菜が大きくなっていること、家の中にいて筋力が落ちてきたのでウォーキングを始めたこと、と和気あいあいと話をしています。

さて、執筆に際して頂いたテーマは「みる力」です。今回はがん患者会が発行しているニュースレターを受け取られる会員さんのみる力について考えてみたいと思います。

ニュースレターとは、図書館情報学用語辞典第５版によると、「団体や機関が特定の購読者向けに最新のトピックを伝えるために刊行する数ページからなる逐次刊行物」だそうです。なるほど、今回ご紹介する香川がん患者会さぬきの絆も、団体で、特定の購買者向けですし、最新のトピックスであるよう役員の方々が創意工夫を凝らしておられます。

みるとは、ふくろう出版様も書かれておられましたが、みる、視る、観ると多岐にわたった意味があり、人が視覚にいれ、眺めるだけではなく読んで知り、調べたり、たしかめたり、経験することまで深く含まれることがわかります。ですので、がん患者会が発行しているニュースレターを受け取られる会員さんのみる力とは、自分の視覚に入れて、眺めたり読んだりしたことから、自分のニーズと合致する記事に対して積極的にかかわっていこうとする状態であるといえます。

1．近況報告をみる

近況報告はニュースレターの１Pに入ります。コロナが流行し対面活動ができなくなり３年がたちます。本当にさみしいことだと思います。こういう状況下ですが、近況報告をみると、会員さんの姿が瞼に浮かぶのです。たとえば、

「コロナ禍で外出できない日々が続いて、以前が苦痛だった庭の草抜きが楽しいと感じるようになってしまいました。朝夕の水やりも楽しいと思えます」[1)]

という会員さんの記事があります。もちろん草花のイラストつきです。それに対して役員さんが、「私も水やりの毎日です。楽しいですよね」[1)]と返信されています。庭の草抜きは大変な作業で、夏は暑いし、蚊にも刺されるし、雨が降るとさらに生えてきてしまいます。私は草抜きが楽しいと感じる心境には至りませんが、雑草の根っこのたくましさにはひたすら感動してしまいます。そんな日常のひとときを、紙面を読んでいる会員さんも感じているのだろうなと思うと、うれしくなってしまうのです。文字を目で追ってみる、そして読むという作業ですが、自分の瞼に、多くの会員さんの草抜きの姿が映るから不思議です。日常のひとときは、読み手の心を繋いでくれるのだということがわかります。以前に、別の会員さんから、

「ここに（交流会）来て、みんなと話をしないと日々やっていられない」というお話を聴いたことがあります。そのときはそう言ってくださることがうれしかったのですが、日常の話をして笑っていることが人と共に生きる私たちを勇気づけてくれているのかもしれないと気づきました。ほかの記事には、

「早くみんなに会いたいです。外出は病院に出かけるだけです。みんなに会える日まで治療がんばります。みんなもがんばってください。１人はみんなのために！　みんなは１人のために！　１人じゃないよ」[1)]

という記事もありました。それに対して役員さんが「早く会いたいです。体いたわってください」[1)]と返信されています。交流会で話し合った仲間とまた会いたいと思う気持ちはみんな同じなのだと思い、うれしくなったひとときでした。文字を見るだけですが、ゆっくり読むと机の上でペンを滑らせている姿が浮かびます。交流会で会える日まで頑張ろうねという決意が伝わってきました。人を思い、つながりを感じることで、明るい変化が自身の内面に生じてくれたような気がします。

２．編集後記をみる

編集後記とは、主に編集者が記すあとがきのことです。季節の挨拶や、その団体で行われるイベントや変化、記事に書ききれなかった率直な感想や裏話が書かれています。メインの記事も好きだし、この編集後記も好きという方も多いのではないでしょうか。

この編集後記にアドバンス・ケア・プランニング（人生会議）についての話[2)]が載せられていました。アドバンス・ケア・プランニングの講演の案内をしていたのですが、「我が家の場合」で語られていました。そこでは

「アドバンス・ケア・プランニングについてご主人に話を振ってみると「…」と無言であったことや、子供に聞くと「紙に書いといて～」と、なかなか話がすすまない」[2)]

とのことでした。私は読みながらうなずきました。なぜなら我が家もそんな感じなのです。看護教員の家族だからすっきりとしているだろうと思う方もいるかもしれませんが、夫に聞いてみても「…」、実母に聞くと「痛いことや挿管はしてほしくない。車いすには乗りたくない」とのことでした。日ごろ新聞や手記は読んでいるはずなのですが、いざ自分のこととなったら考えにくいものなのだということがわかります。そして人生の最終段階における、医療・ケアの方針やどのような生き方を望むかというのは、その人の経験や現在の状況によって語られる内容が異なり、そして変化するものであることを重々わかっておく必要があるのだろうと感じました。そして日ごろから繰り返し話し合いをもつ機会を積極的にもって、変化するものだからこそ互いの意見を認め合うことが必要なのだと感じました。

編集後記を書いているのは、患者会でも主となって活動されているがんサバイバーの方で、今まで多くの人の話を聴き、勇気づけてくれている人です。この方の書かれている編集後記を読むと、同じ気持ちで人生の最終段階に向き合うことができますし、またこのトピックスの温度をこの方のご家族さんの感想を通じて、共感し、我が家もあるあるを味わうことができます。編集後記をみることで、自らもその場にいるような感覚を得て、主体的に感じて考えるといった経験を呼び起こす力が呼び起こされるのではないかと考えます。

ほかの記事には、「70歳以上のワクチン接種は済ませましたか？」[1)] という問いかけで始まっていました。そして「私事ですが、接種当日の夜に注射部位の痛みがあったものの、その他の副作用もなく経過し、一安心」[1)] であるとも書かれていました。感染予防対策は、がん患者さんたちの大きな課題ですが、体力が低下し接種を悩んでいる方もおられるかもしれません。ですが、こうやって接種された後の感想を聞くと、主治医に相談してみようかなとか、いつ接種しようとスケジュール帳をみるきっかけづくりになるのではないでしょうか。この場合もよりよい健康行動への方向性を示してくれていたと思います。

3．がんピア・サポート研修会に参加した方の感想をみる

がんピア・サポート研修会は、日ごろからがん患者・家族等からの相談支援に携わっているがん患者会員が、ピア・サポートに関する知識・技術を向上させ、今後の活動に活かすことができることを目的としています。このがんピア・サポート研修会に参加された方の感想が載せられており、「話を聴く、相手の話に耳を傾けることが重要です」[2)] と切り出されていました。どんな時の思いでも、語ってくださることは意味があり、それはこころの中の悲しさの塊が溶けるような、そんな感じを共有できるのではないかと思います。相手の話を尊重できることは、がんピア・サポーターの方の思いを尊重できることにもつながり、誰かに話すことは大事なのだと、読み手に思ってもらえるのではないでしょうか。この回のニュースレターは、「こたつに入った猫が挿絵」[2)] になっており、ほっとあったまろうというメッセージが込められているようにも感じます。会長さんが挿絵を選ばれたのだろうなとニュースレターを受け取る皆さんへの愛を感じます。

３年前からコロナ禍の影響で、講演会・交流会やがんサロンのイベントが中止になり、電話相談と広報誌発行のみの活動となっています。こうした状況は悲しくzoomを活用してなんとか交流会が再開できないかと思っていましたが、ニュースレターで会員さんの語りをみて感じることで多くの力が湧いてくるのだと、改めて学ぶことができました。今回見る力を、身近なトピックスから考え直す機会を頂けたことに、心より

御礼申し上げます。

引用文献

1）香川がん患者会　さぬきの絆，さぬきの絆だより　さぬきの絆ニュースレター第59号，2022年８月
2）香川がん患者会　さぬきの絆，さぬきの絆だより　さぬきの絆ニュースレター第60号，2022年12月

看護師に求められる「みる力」

国際医療福祉大学 福岡保健医療学部看護学科　久木原博子

「みる」に関する漢字は数多く存在します。もっとも一般的な「みる」の漢字は「見る」でしょう。他にも「観る」「視る」「診る」「看る」「覧る」「監る」「試る」など、実に多くの「みる」があります。それぞれの漢字の示す「みる」の意味は異なりますが、基本的には目の機能を必要とするものが多いと思われます。本稿では「見る」と「観る」と「看る」について看護に関する視点から論じたいと思います。

1．「見る」について

「見る」という漢字は「人」と「目」の象形から成っています。目は人体の見る機能を象徴しています。したがって「見る」の意味は、目を中心とした視覚に関係するすべての機能の完成形として成り立っていることになります。見るための身体の構造は眼と視覚から成り、視覚は五感の中でも「学習」を必要とする器官であり、錯覚を起こしやすい器官であると言われています。視覚は、眼が外界を光として認識して視神経細胞をへて、後頭葉にある視覚野に反映される求心性感覚として成り立っています。「見る」機能を失えば人は外界の環境をとらえることや危険を回避することが困難になり、とても生きづらくなります。また、眼は遠心性、すなわち、伝える力をもちます。「目」は自分自身の内面を表現することが出来ます。コミュニケーションには「目」の働きは非常に重要です。主に言葉を発する人体の構造と機能でバーバルコミュニケーションは成立しますが、言語だけでなく目で表現することでもコミュニケーションは成り立ちます。まさに「目は口ほどにものを言う」という諺どおりです。その人の目つきや眼差しから本心が感じられ、目が雄弁にその人の感情を物語ることは多くの人が経験していると思います。すなわち、感情が目で表現されるのです。我々看護師は正直であらねばならないと思います。私は若い頃、看護師は常に笑顔で患者と接するべきであると考えていました。目で表現される感情を軽んじていました。しかし、笑顔を「作ること」は間違いであることに気がつきました。看護師は笑顔を作るのではなく、感情を清らかにする努力をするべきだったのです。清らかな感情とは、考え方やものごとの受け取り方が、正しい感情、感覚になるよう努力することです。自分の感情を客観的に見つめ、その時々の感情や考え方が正しい（自分で考えうる最も正しい）ことなのか、利他なのかを吟味する必要があります。考え方が表情や行動に出るのです。素直な感情の結果としての眼差しや行動が、患者に苦痛を与えず安楽を与えることができるよう私は精進するべきであったのです。なかなか難しいことだとは思いますが、我々看護師は一生をかけて人間性を磨き、高める必要があるのだと思います。

2.「観る」について

フロレンス・ナイチンゲールの著した『看護覚え書』の13章には看護師が観ること、すなわち観察することの重要性が記述されています。以下「13章：病人の観察」を一部引用します。

「看護師に課す授業のなかで、最も重要でまた実際の役に立つものは、何を観察するか、どのように観察するか、どのような症状が病状の改善を示し、どのような症状が悪化を示すか、どれが重要でどれが重要でないのか、どれが看護上の不注意の証拠であるのか、それはどんな種類の不注意による症状であるのか、を教えることである」

看護学生の頃「異常の早期発見」は看護師の重要な役割であると教わりました。異常の早期発見は、看護している対象者（患者）をよく観察しなければできません。何を観察するかは、医学的な知識が必要です。患者の病気、病状を知っていなければなりません。「心焉に在らざれば、視れども見えず」という中国の礼記に書かれている諺があります。意味は、「心が他のことにとらわれていれば、たとえ視線が物に向かっていても、その物が目にはいらない」と、辞書に載っています。この諺の「心焉に在らざれば」は、心が他のことにとらわれていれば、という意味なのですが、我々は物、人、環境のすべてを含めた事物や現象を見る（観る）ときに、自分の脳と心を通して事物や現象を見ているのです。ゆえに、我々看護師は「観る力」をつけなければ、何を観るのかさえわかりません。知識に裏打ちされて初めて観えるのです。言い換えれば、知識がなければ観えないのです。看護師の仕事は患者の生命と健康を守ることにあります。患者の生命力の消耗を最小限に、生きる力を最大限にするために看護師は存在します。そのための基礎的な力が「観る力」なのです。では「観る」ために看護師はどのような力、知識を身につける必要があるのでしょうか。

もちろん、患者の生命と健康を守るためには医学的な知識が必須なのは言うまでもありません。しかし、看護師が患者を観るときに、医学的な知識だけでは足りません。人はどういう生き物であるかを十分に知る必要があるのです。看護は学際的な学問であるとしばしば言われますが「人を知る」ための知識がもっとも求められる専門職だと私は思います。他の学問分野の知識、例えば、人間の心理や行動がどのような原理で動いているのかを研究する心理学、社会と人間をテーマに社会現象を多面的に研究する社会学など、人を知るための学問も看護師の知識として十分に学び深める必要があるのです。加えて、看護は「個別性」を重要視する学問であると言われています。一般化された知識と個別性を観る力が看護師には求められています。個別性を判断するためには普遍的知識が前提になります。まさに、学際的、総合的な力が看護師には求められているといえるでしょう。その最も重要かつ必要な力が「観る力」なのだと思います。「観る」からスタートしなければ患者にとっての必要な看護、すなわちケアには辿り着かないのです。

ナイチンゲールは『看護覚え書』で、裁判所の冒頭で証人に求められる例で、「真実を述べる能力には、観察力と記憶力が結びついた多くの能力が必要であり、正確な観察習慣こそが看護にとって不可欠である」と述べています。また「正確な観察習慣を身につけない限り、どんなに献身的であっても看護師として役に立たないといって間違いない、もし、あなたが観察習慣を身につけられないのであれば、看護師になるのを諦めたほうがよいであろう。なぜなら、たとえあなたがどんなに親切で熱心であるにしても、看護はあなたの天職ではないからである」とまで述べています。そして、ナイチンゲールは「良い看護とは、あらゆる病気に共通するこまごまとしたこと、および１人の病人に固有のこまごまとしたことを観察すること、ただこれだけで成り立っている（Good nursing consists simply in observing the little things which are common to all sick, and those which are particular to each sick individual)」と述べ、観察習慣、言い換えれば、観る力が看護師にとって最も重要なことであると『看護覚え書』のなかで我々看護師に伝えています。

私は自分の看護師経験を通して、『看護覚え書』は、看護師のアイデンティティを明確に示した著書であると、確信しています。看護の理論家はナイチンゲール以後何人も輩出されましたが、『看護覚え書』は看護全てに共通した大理論であると思います。明確で厳しいとさえ思わせる『看護覚え書』の文体と内容は若い学生にも理解しやすく、また、看護師としての経験を経た看護師にとってこそ必読書だと思うのです。看護師である全ての人は、是非『看護覚え書』の第13章を読み、看護師としての自分の「観る力」を伸ばすために、看護師としての自分は何を勉強し、患者の何に注意を払わなければならないかを日々考えていただきたいと思います。

3.「看る」について

「看る」という字には、「注意深く見る」「見守る」「世話をする」という意味が含まれ、人が人を思いやり、関わろうとするときの基本が示されています。「看る」はまさに看護の「看」の字そのものであり、「看護師」は見守る人（看護る人）を意味します。このように、観ると看るは看護師にとって重要な意味を持っています。「最期を看取る」というような場合も、「看る」の字が使われています。「看取る」とは、患者を看護する行為そのものを表す言葉でしたが、現在は、最期を見守ることを指して「看取り」と言い、無理な延命治療を行わず、人が自然に亡くなるまでの過程を見守ることを「看取り」と言います[1)]。

日本は高齢者が人口の３割近くを占め、多死社会であると言われています。日本では1970年頃から自宅での死より病院での死が多くなり、2000年には約９割が病院死になりました。そのような背景も影響し、以前（1970年頃）から、がんなどの不治の病の患者への無理な延命治療に関しての疑問が多くの人に生じ、無理な延命治療は行わないことや、尊厳ある死や高齢者の自然死や老衰死への考え方が、延命と治療を責務とする医師の間でも広がっています。人が老いて死ぬのは自然の摂理であり、無理な延命はその人の尊厳を脅かしかねません。死ぬ場所や延命についての考え方は個人の価値観にもよりますが、看護師は死にゆく患者に対して、その人が最期まで自分らしく生きるよう支える役割があります。看護師の役割に苦痛の緩和がありますが、死にゆく患者の苦痛を最小限にすることは看護師の責務です。我々は様々な患者の死とその家族の悲嘆を客観的に経験します。患者本人の死の恐怖や心身の苦痛のみならず、家族の心身の苦痛も視野に入れた看護が重要になります。遺族の悲嘆は心身を蝕む場合があります。病気で家族を亡くした日本人遺族

2.5%は、死別から1年経っても深刻な悲嘆が続くと言われています[2]。患者のその人らしい安らかな死を迎えるための看護は、遺族の悲嘆を緩和し、遺族の心身の健康に寄与することでもあります。看護師にとっても避けたい死、死にゆく人、その家族なのですが「看る」にみる「看取り」は、患者一人ひとりにとっての苦痛のない（少ない）死の過程を支えることであり、それこそが看護師の大きな責務であると思うのです。

文献

1）https://www.tyojyu.or.jp/net/kenkou-tyoju/index.html　健康長寿ネット「看取り」. 2023.3.20閲覧

2）Mizuno Y, Kishimoto J, Asukai N. A nationwide random sampling survey of potential complicated grief in Japan. Death Stud 2012; 36: 447-61.

興味関心を抱く感性からつながる観る力
－看護学生の臨地実習での学び－

関西国際大学 保健医療学部看護学科　黒田　葉子

はじめに

看護学校における臨地実習は、看護学生を実践者として、さらには人間としての成長を育んでくれる学習の場となっています。その学習の場である臨地では、１人の患者様を受け持ち、生きて活動している目の前の人と関わり看護を考えることで、ナイチンゲールの述べている『看護覚え書』のなかの「看護の基本は観察である」という観る力の重要性について学びます。さらにナイチンゲールは、

「看護師に課す授業の中で最も重要でまた実際の役に立つものは、観察とは何か、どのように観察するかを教えることである」[1)]

と述べています。

そこで今回は、看護学生が臨地実習における受け持ち患者様との関わりを通し、「興味関心を抱く感性からつながる観る力」につながった学びについて紹介したいと思います。

看護学生が捉えた受け持ち当初の患者像と援助の実際

受け持った患者様は、高齢の女性の方で、多発性脳梗塞の再発を繰り返しており、自発性に欠け、発語もなく、ほぼ寝たきりの状態でした。食事は経口からの摂取が不能であるため、経管栄養を行っており、経管栄養終了後には、イソジンガーグルを用いた綿棒を口に入れ、口腔ケア

を行っていました。看護学生は、看護師が実施している口腔ケアの様子を見学し、患者様が眉間にしわを寄せ、口を開けまいと歯を食いしばっている様子を見ていました。また、患者様の口腔内が舌苔の付着による口臭の強さも見ていました。また、口腔ケアの仕上げにハッカとレモンの風味を感じるマウスクリーンを使用した際、患者様の表情が少し穏やかになることも見ていました。

看護学生は、患者様の口腔内の汚染状況をアセスメントし、看護師が実施していたイソジンガーグルを用いた綿棒を使用した口腔ケアの方法を考えてきました。実施すると患者様は、やはり歯を食いしばり抵抗していました。看護学生は、経管栄養を行っていることや長期臥床しているため口腔内を清潔にしなければ誤嚥性肺炎を起こす可能性があるという思いが強かったため、無理やり口腔内に綿棒を入れた口腔ケアを行いました。教員である私は、そのような援助を行った看護学生へ対し、患者様がかなり抵抗していることによる再梗塞を起こす可能性や患者様と同じように、イソジンガーグルを用い、他人により口の中を無理矢理拭かれることでどのようなことを感じ考えるかという課題を提示しました。

リフレクションによる気づき

実施した口腔ケアについてのリフレクションを教員とともに行い、患者様の一つひとつの表情や動作の意味について考えました。

川島は、

「患者様を一人ひとり違った人間として感じ取り、心からの関心を向けることが大切である。当たり前のごく普通の人間的な感情を捨てないで素朴に相手の気持ちや状態を理解しようとすることから出発するべきである」[2)]

と述べています。看護学生が受け持った患者様は、多発性脳梗塞による言語的な障害があり、自分の思いや考えを言葉として相手に伝えることはできませんでした。しかし、理解力は衰えておらず、何にも思ったり考えたりしていないわけではないということを考えました。看護学生は、患者様は何も言わないから心のどこかで看護者主導でどんなことをしてもよいと無意識のうちに思っていたことに気づきました。つまり、看護者本位な看護を行っており、患者様を１人の人間として感じ取っていないことに気づきました。患者様を１人の人間として存在していることを考え、心からの関心を向け、患者様を観ようとしていれば、歯を食いしばって抵抗するという患者様の非言語的な訴えや嫌がっていることを感じ、どうしてそのような行動をとっているのかを考えようとするはずです。また、患者様の苦痛な思いを感じることが出来ていたなら、どうすれば患者様の口を開けられるかという方法ばかりに気を取られることにはならないはずです。

長吉は、

「観察者側の条件として、人間に対して興味を持ち、注意深く客観的な態度で、より良いコミュニケーションをもって観察する姿勢であるべきだ」[3)]

と述べています。看護学生は、リフレクションを行い、患者様という１人の人間に対し、「なぜ？」という疑問を持つことで患者様の健康である部分（残存機能）に着目した方法を考えることにつながりました。患者様に対し、興味関心を抱いた看護学生は、患者様が数か月前までは発語も少し見られ、少量ではあるが食物を経口から摂取出来ていたという情報を得ました。患者様の体力の低下とともに嚥下機能は低下し、経管栄養をせざるを得ない状況になったことも分かりました。また患者様の口腔内に入ってくるものといえば、イソジンとマウスクリーンのみであり、残存している味覚を活かせていないことにも気づきました。また、会話することや口を動かすことで使われる表情筋が低下していることで、患者様は口を開けにくいのではないかということも考えました。このような考えに至ることができたのは、ナイチンゲールが述べている

「看護師のまさに基本となる観察は、患者が何を感じているかを、患者につらい思いをさせて言わせることなく、患者の表情に現れるあらゆる変化から読み取ることができることなのである」[4)]

という観察の基本について考えることが出来たからです。

看護学生は、患者様が口腔ケアの際に何を感じているかを積極的かつ多角的な視点を持って観察し、アセスメントした結果、視覚、味覚、嗅覚といった患者様の残存している感覚器に働きかけながら口腔ケアを行うことを考えました。看護学生が考えた口腔ケアは、唾液の分泌を促進させるためレモン水を用い、口腔内の殺菌効果につながる緑茶を使用した方法です。加えて、舌苔の除去に効果的であるとされるパイナップルの果汁を用いました。レモン水や緑茶、パイナップルといった良い味覚の刺激につながる方法を取り入れたことで、患者様が歯を食いしばるという動作はほとんど見られませんでした。それよりも、患者様は自ら口を開け、口をもぐもぐと動かし、まるで美味しい飲料水を飲んでいるような朗らかな表情で看護学生の口腔ケアを受けていました。

以上のように、看護学生は、臨地実習で１人の受け持ち患者様との関わりを通して、観察力がよりよい看護へつながるということを学ぶことが出来ました。

おわりに

広辞苑では、「観察」を「物事の真の姿を間違いなく理解しようとする」と定義しています。主な看護の対象となる患者様の真の姿を、間違いな

く理解しようとする観察につながる力を身につけるためには、まず、相手のことを知りたいという相手に対する興味関心を持つことから始まります。ナイチンゲールは看護覚え書のなかで、

「自分自身でけっして感じたことのない他人の感情のただなかへ自己を投入する能力を、これほど必要とする仕事は他に存在しないのである」[5)]

と述べています。患者様に対する興味関心につながるためには、患者様の抱いているであろう感情を、あたかも自分ならば…という様に置き換え、感じ考えることから始まると考えます。そうすることで、看護の対象となる人間の多側面に興味・関心・疑問を持ち感じ考え続ける姿勢が、観察能力を高めることにつながると考えます。

引用参考文献

1）フローレンス・ナイチンゲール著　湯槇ます他訳『看護覚え書第７版』現代社　2011　178頁
2）川島みどり『看護観察と判断－看護過程の展開のために』看護の科学社　1992　36頁
3）長吉孝子『看護における観察と評価』メジカルフレンド社　1995年　22頁
4）フローレンス・ナイチンゲール著　湯槇ます他訳『看護覚え書第７版』現代社　2011　227頁
5）フローレンス・ナイチンゲール著　湯槇ます他訳『看護覚え書第７版』現代社　2011　227頁

みる力

福岡大学 医学部看護学科　古賀佳代子

みる力とは

みる力とは、観察力でもあり看護職としては、大変重要なスキルの1つだとされています。

観察力は、コミュニケーションの第一歩であり、相手の表情やしぐさから感じ取るもので以前先輩から「患者さんの頭のてっぺんから足先までしっかりみなさい」と指導されたことを思い出しました。観察力を身につけると、患者さんの日々の変化に気づくことができ対象理解や信頼関係が構築できる、ミスやトラブルが減る、柔軟に物事を捉える、知識が広がる等、多くの利点があります。しかし、観察力にはただみるだけではなく、合わせて総合的に判断する力も必要だと考えます。

近年、多くの情報が流通するようになりました。視覚的に入ってくる情報は83%とされており、多くの情報をいかに整理し、場合によっては情報を捨て振り回されないことも必要だと考えます。学生指導をする際に、学生は看護過程の情報収集に振り回され多くの時間を要している場面に遭遇します。看護職もしくは医療職は、チームで患者さんを支え常に情報共有しながら支援しています。限られた時間内にどれだけ情報収集し、自身の頭で整理・アセスメントし、他のスタッフもしくは本人・家族に端的に伝えるかという能力も求められると考えます。私がみる力(観察力)を鍛えていただいた過去の認知症の方を振り返りながら、考えていきたいと思います。

認知症の方との出会い

私とその方との出会いは、私が保健師だった頃民生委員さんから
「１人暮らしの方がいるけど最近知らない人の出入りがあるようだから一度見に行ってもらえないでしょうか」
と相談を受け訪問したことがきっかけでした。民生委員さんと一緒に訪問し、挨拶すると笑顔が素敵な方でにこにこしながら家に上がりなさいとお邪魔させていただきました。まず家に入って驚いたことは、玄関に段ボールの箱が幾つも山積みになっていたことでした。また、家中にあらゆる場所に付箋が貼られ、３年前に亡くなった妻の遺骨もそのままだったことが、20代だった私には驚きでした。しかし、本人はしっかりした口調で気丈に振る舞う姿を見せて下さり、男性１人で暮らしていることがとても素晴らしくも思いました。その後、本人はご自分の若い頃の仕事の話や家を２回建てたことを10分おきに繰り返し、３年前に亡くなった妻のことを
「３か月前に妻が亡くなり、寂しくて遺骨はそのままにしています」
とつじつまが合わないことがポロポロと見えてきました。さらに、２階にも案内していただきそこには、帯にまかれた100万円が10束ぐらいあり、
「お金には困っていない」
と、自分はしっかりやっていけているというPRにも感じました。１階に降りて、食事について尋ねると、
「牛乳とパンは毎朝食べる。お昼はうどんかな。夜は買い物に行って総菜を食べる」
と返事されました。しかし、見るからにやせ細って体重は40kgないように見受けられました。冷蔵庫を本人に開けていただくと、牛乳１本しか入っておらず、ここでも本人の話と実際との食い違いが見え、少しずつ認知症が進行していると確信につながっていきました。認知症の問題

は、我が国においては重要な課題の１つであり2025年には高齢者５人に１人が認知症を発症するとされています。また、高齢者の単独世帯は全体の３割（2020年時点）を占め、この独居認知症高齢者の問題は深刻です。また、この方は、車の運転を週３回程度していました。このことも非常に驚きでした。高齢者免許保有者は、全国で1818万と全国の２割を占めており、高齢者の事故を防ぐために2017年に道路交通法が改正され認知症の恐れがある場合は、医師の診断を受けることを義務化されるようになったのも、支援側としてはとてもありがたい改正でした。

私は、この方に対してまずは食事について早急に対応すべきだと考えました。しかし、実際どのくらいの量を食べているのか把握することが困難でした。家族とは疎遠で、近くにいる義理の弟さんと唯一連絡がとれても「サポートすることはできない」と断られました。定期的に本人の様子を見て下さる人が必要と思い訪問介護や通所介護を紹介しましたが、「必要でない」といった本人の希望から、配食サービスを開始しました。昼間の配食サービスでは本人がいないことも多く、夜に変更し１か月は試しました。その他、定期的に訪問し、お邪魔させていただいた時は、ごみ箱の中身に食べた後があるのか、流し台の様子、五感をフルに使って観察しました。本人との信頼関係が大事ですので、もちろんキョロキョロするのではなくさり気なく、会話の中からといったコミュニケーションスキルが高められたと思います。また、私は自身の飲み物や簡単な食べ物を持ってきて、一緒にご飯を食べるようにしました。一緒に食事をすることで、「肉より魚が好きで刺身をよく買ってくる」といったより具体的な話をして下さるようになりました。観察（痩せている）→アセスメント（食べていないのは認知症？作り方わからない？スーパーが遠い？）→実践（社会資源の提案、一緒に食べる）→評価（体重維持・増加）といった、PDCAサイクルを回すことが非常に重要だと感じます。

次に優先順位が高い課題としては、金銭管理だと考えました。初対面の人に大金があることを容易に伝えることや、どこから購入したかわからない大量の段ボール等、管理能力が低下していると考えました。そこで、私達はすぐ後見人制度が必要だと手続きの準備も整えようとしました。しかし、後見人をつけると自由に銀行からお金の引出しができないため、本人が今以上に混乱することを考え避けました。高齢者にとってお金はこころの安定でもあり取り上げることによって自尊心を奪うことにもなります。さらに、認知症の悪化にも影響が及ぶことにもつながりかねないことを懸念し慎重に行動しました。金銭問題に関わる支援方法としては、複数人で関わること、お金の使い方を知り必要ないものはクーリングオフを利用すること、買い物付き添い代行サービスを利用し、重要な場面では義理の弟さんへの協力をお願いすることで対応しました。地域や在宅で暮らす方への支援は、病院とは違って長い期間関わることが特徴的です。何も問題なく過ごしているかのようですが、ちょっとした変化に気づくことが最も求められます。その際、金銭管理であれば、段ボールが増えていないか、郵便物が多くないか（請求書の同封）、悪徳商法であれば玄関に印をつけている場合があることから時には玄関口のチェック等、普段から日頃の様子の変化を気にかけていました。

また、運転についても事故を起こすのではないか心配の１つでもありました。民生委員さんの話では、週３回30分程度運転をしているようだとの情報をいただき、訪問する際には車に新たな傷やへこみがないか車についても注意深く観察していたことを思い出します。その他、猛暑日でもあったためクーラーが壊れていないか、水分摂取はどのくらいなのか、脱水の徴候（ふらつき、尿量の減少、皮膚の乾燥、傾眠傾向）、部屋の悪臭の有無、カレンダーがそのままになっていないか、何度も繰り返す会話の内容、バイタルサイン等、多くの観察から多角的に物事を考えていました。

看護職として

みる力には、些細なことに「気づく」ことから始まります。また、そこには「仮説」、「知識」、「経験」、「総合的に判断する力」が、真のみる力に近づくことができるのではないかと考えます。「気づく」ことは容易ではないと最近つくづく感じています。学生の実習記録を見ていても、情報収集が正確にできていないように思います。その原因は、最近の若者の特性（ゆとり世代、コミュニケーション能力の低下、受け身傾向、検索スキル高い等）やCOVID-19の影響による実習経験の減少が一般的に指摘されていますが、やはり「相手への関心」が基本ではないでしょうか。いくら経験する機会があっても、
「この方はどうして悲しんでいるのだろうか」、「どうしたらよいか」
と興味関心がなければ何も問題なく終わってしまいます。特に在宅看護における実習では、病院とは違って落ち着いている療養者さんが多く、看護過程に学生は苦労しています。しかし、なぜ訪問看護を利用しているのか、本人はどのような暮らしをしたいと考えているのか、部屋の様子からお孫さんの写真があればお孫さんと会うことが一番の楽しみかなと、家に入って線香の臭いがすれば毎日仏壇に手を合わせご先祖様を大事にされているのかなと、もっともっと療養者さんに関心を抱いてほしいと思っています。「気づく」ことができれば、そこに「知識」が加わり、それまでの「経験」や過去や現在の情報から総合的にニーズや問題（課題）が見えてきます。ニーズや問題（課題）等方向性が見えてくれば、看護師としての役割も明確になるはずです。

私は、現在学生の教育に携わっていますが、学生もしくは看護職には多くの経験と興味・関心を抱いてほしいと感じています。多くの経験とは、アルバイトやサークルもあるでしょうし、友人との意見衝突でも構いません。意見を言い合うことで、そこで相手の考えを知ることができます。また、年齢が離れた高齢の方との会話から戦争中での苦労話や何

を大切にされているのか知ることができます。世の中には障がいのある方もいるでしょうし、精神的に弱っている方、経済的余裕がない方、字が書けない方、いろんな方がいらっしゃいます。自分の歩んできた道が全てだと考えるのではなく、相手に興味関心を抱き、寄り添うこと、そうすれば今まで見えなかったものが見えてきて、自身の視野や看護職としての姿勢も変わってくるでしょう。それこそが、まさにみる力だと考えます。

芽生え ～感情に目を向けて～

県立広島大学 保健福祉学部保健福祉学科看護学コース　木場しのぶ

いたずらっぽく笑った顔がなんだかとてもかわいらしく見えました。そして、病室を出ようとして、Mさんの顔をあらためて振り返って見ると、大きな目でもう一度いたずらっぽく笑っていました。看護師になって新人1年目の夏でした。ぱあっと心が晴れてふわりと温もりに包まれ、涙が溢れそうになるのをぐっとこらえて病室を出ました。

見えない訴え

Mさんの病名は、特定疾患であるALS（筋萎縮性側索硬化症）でした。指定難病で、徐々に進行していく疾患です。有効な治療法がないため、対症療法や全身管理が治療となります。身体機能が徐々に低下し、呼吸筋が弱まると呼吸器などの医療機器が必要となります。

Mさんと初めて会ったのは新人看護師となってすぐのことでした。
「1年目だから呼吸器の勉強をしなさい」
と、最初は先輩看護師と一緒にMさんを訪室しました。人工呼吸器が装着されているというだけでも緊張するのに、全身の筋力低下もあるため、自力での体動はできず全介助が必要でした。手足はやせ細り、骨の突出もみられ褥瘡もできやすい状態でした。体の痛みもあって直接掛物が触れるのを嫌がり、掛物の重さを回避するために離被架を使用し、その上からタオルケットを掛けていました。看護師は訪室ごとに体位変換やポジションを整えていました。目やまぶたを動かすことはでき、コミュニケーション手段にはまばたき、文字盤、タッチセンサースイッチ（口元にセンサーを近づけておき、唇が触れると音が鳴る）が使用されていました。

そのうち、新人看護師は独り立ちするようになり、毎日のように日勤帯はMさんの受け持ちでした。しかし、訪室するとMさんは、またお前が来たかというような表情を見せるのです。身体の位置、四肢のポジション、枕の位置や高さ、痒いところを掻くなど細かな指示がありました。そのたびに何度も表情や唇の動き、文字盤で内容を確認するのですが分かりにくい場合も多く、なかなか病室から出られませんでした。訴えを理解してもらえないと、Mさんの顔が険しくなっていきます。ようやく訴えが分かり「これでいい」としながらも、その後直ちにセンサースイッチを鳴らして看護師を呼ぶのです。こちらもだんだんと苛立ちが生じ、強い口調で「なに？分からない」と答えてしまいます。そして、夜勤などの勤務者が少ない時間帯には、他の患者のことも気になり焦りを感じてしまいました。一旦退室はするものの、やはり気がかりで入り口のカーテン越しにそっと覗いて様子をみたりもしました。Mさんが訴えることの読み取りがうまくできず、要望がスムーズに受け取れない焦りと苛立ちがあり、看護師としての自信の喪失、Mさんとの信頼関係もできないのではないかと不安になりました。受け持ち患者が他にもいるのに業務が遅れるという焦りと、どうして満足してくれないのだろうという思いが交差し、Mさんに嫌悪感を抱き、激しい口調で返事をしてしまいました。看護師１年目でもあり、自分の余裕のなさが態度にも出てしまったのです。

患者と家族の感情を観察する

Mさんは、妻とは離婚しており、20歳代のしっかりした息子がいました。息子は週３回は仕事帰りにMさんの面会に来て、身の回りの世話をします。食事介助や尿取りパッドの交換、体位を整える、体をさするなど、父であるMさんに献身的な世話をしてくれていました。家族に任せきりではいけないと思い息子に声をかけるのですが、息子も気遣う様子でよほどのことがなければナースコールもせず、Mさんのそばに付き添い訴えを聞いてくれており、結局そのまま任せきりにしてしまいました。時々、看護師に迷惑をかけるなというような口調でMさんとケンカをしている様子もありました。

正直その場から逃げだしたいと思うときもありました。でも、看護師である私は、日々の援助を通して、患者の気持ちやニーズの把握に努める役割がありました。決して容易ではありませんが、なるべくたくさんの感覚を使って相手を観察することで感情や欲求を読み取ろうと決めました。今、起こっている状況に対してMさんの心がどのように反応しているのか、ということに注意を向けることを意識して関わろうと。

私は、長いベッド上での生活を考慮し、Mさん自身に生じるさまざまな問題に対して、一緒に考える姿勢をもつと決めて、日々、Mさんの気持ちの把握に努めていきました。Mさんは医療者に頼らざるを得ない状態を自覚しているのにもかかわらず、自由にならない身体への苛立ちと、医療者を信頼しきれない不安、それによって生じる心身両面からの苦痛に対処できずにいるのだと理解しました。そのため、何度も同じことを訴え続ける結果となり、援助に満足できずに不信感も残るのだと。身体機能が徐々に低下し、死に至るかもしれないという恐怖感、呼吸器などの医療機器を装着することにより、誰もいない間に呼吸器が外れるのではないか、何かあったら看護師はすぐに対応してくれるのか、次はいつ来てくれるのかと不安は大きいのだと感じました。コミュニケーション障害もあるため、自分の意思がなかなか伝わらず、身体的苦痛だけではなく、イライラしたり、看護師に対する不信感を募らせたり、あきらめを感じたりと精神的な苦痛を伴うことにもなりやすいのだと感じました。このような心情を理解した上で、日々の細かな観察から、Mさんの欲求がわかるようになり、早めに対処できるようになりました。痛いときには口を横にぐっと開き、眉間にしわを寄せて険しい表情をするため、手でさすりながら息子の話をしたりしました。枕の位置や高さが心地よくなければ唇を尖らせる、痒いときには瞬きをする、時間帯によって欲求しやすいことなど、表情ひとつでも少しの変化からパターンを読み取っていくようにしました。また、Mさんにとっての大事な息子、面会に来て付き添う息子の心情も理解しようと、Mさんとの関わりの様子を観察することにしました。進行性の疾患であるため、Mさんの苦しみが日々増大していく状況は家族にとっても辛いものであると考えます。Mさんとケンカしながらも、少しでもそばにいてMさんの役に立ちたいと思い世話をする息子の気持ちを感じ、温かい、微笑ましい心持ちになっていきました。

家族も含めたチームで看ること

Mさんが不安や不信感に過敏になっている場合には、センサーが鳴らなくても定期的に訪室し、人工呼吸器の確認、身体各部の安楽の確認、必要時吸引などを実施するようにしました。体位変換時の身体部位の位置や枕の位置、タッチセンサースイッチの設置場所などを図示することで、希望する安楽な体位の確保に努めました。必要があれば写真に撮ってベッドサイドのよく見える位置に貼り、他に関わる看護師全員が同じケアができるように計画しました。時間をかけても訴えの内容がわからない場合は、わかる看護師に交代するようにしました。Mさんの自分では動けないもどかしさを受けとめ、根気強く本人の意思に寄り添うために、看護する側も１人ではなく、みんなでアイディアを出し合い、お互いに相談すること、ケアする人手を確保することも心がけました。また、週３回面会に来てくれる息子を気遣う言葉がけを行いました。息子がMさんに何かしてあげたいと思う気持ちを大切にしつつも、定期的に訪室し、看護師として専門的に関わっていくようにしました。このように、チームで看護を行うことによって患者に提供する看護の質の保証に繋がっていきました。

Mさんとの出会いから、自分が苦悩に直面したこと、自分自身を問うきっかけとなり、一人ひとりの患者にとって負担や苦痛となるもの、ニーズなどを見極め、感情に寄り添い、看護師として患者・家族双方を受け止めようとする姿勢とそれのできる感受性が求められることに気づきました。

看護師になって新人1年目の夏、Mさんがみせた、窓から差し込む光とともに耀くいたずらな笑顔を今でも忘れられません。その瞬間、胸の鎖がほどかれ、目の奥が熱くなり、視界がぼやけたまま少し早い足取りで病室の外に飛び出していったあの日のことを。

自分自身を俯瞰して『みる力』と自分自身への『思いやり』

令和健康科学大学 看護学部看護学科　齋藤　嘉宏

1．看護師を取りまく状況

昨今では新型コロナウイルス感染症などの影響から看護師の需要がより顕著であり、看護師の就業者数は約128万人に及ぶなど[1]、看護師数は増加の一途をたどっています。しかし、看護師数が増加する反面、看護師の離職率が依然として高いことが問題視されています[2]。看護師の離職につながる要因の１つとして、看護師は自分自身の苦痛に加え、心身に障がいをもたれた方の苦痛なども自分自身の苦痛と捉えて苦痛が増大する点が挙げられ、看護師は、自分自身の苦痛に対して労りや優しさを伴った思いやりの気持ちを向けることが重要です[3]。

看護師は、「寄り添う」など、看護学生の頃から思いやりをもってケアの対象者を『みる力』を育成します。一見、看護師・看護学生という立場は対象者への一方向的な思いやりを向ける者であると思いがちですが、自分自身に対しても思いやりを向ける権利を有しており、この権利は人類誰しもが平等に「生得権」として持ち合わせていると考えられています。しかし、看護師はこの生得権に気づかない、もしくは気づいても積極的に自分自身へ思いやりの気持ちを向けることを行使しません。看護師は、感情労働という場に身を投じ、自分自身の苦しみや相手を通じて共感疲労を経験します。感情労働は、「公的に観察可能な表情と身体表現を作るために行う感情の管理であり、それは賃金と引き換えに売られるため〈交換価値〉を有する」と定義され[4]、笑顔などを体現することが業務の一部であり、それらの行為を行うことが前提として報酬が支払われているとされます。このような状況は、仮に私生活などで否定的な感情を抱く状況が生じても、内面を表面化させず、業務上では対極の感情表出が求められることを意味し、一個人として自己の不一致が生じ、心身のバランスが崩れやすい状況下にあるといえます。加えて、わが国の相手を重んじる文化的思考もあると思われますが、看護師は相手へ思いやりを向けることが職責と認知し、「看護師である自分」が私生活でも先行し、一個人としての自己一致ではなく、看護師と自己の過度の一致から自分自身へ思いやりを向けることに躊躇している可能性も考えられます。そのような環境に身を置いているからこそ、看護師は、自分自身のメンタルヘルスを維持するため、より自分自身へ労りや優しさを伴った思いやりをむける必要があるのではないでしょうか。

2．自分自身への思いやり～セルフ・コンパッション～

わが国では、他者との共通性（他の人も同じ状況が起こりえるなど）を認識しつつ、自分自身の苦痛に対して思いやり（慈悲）の心を向ける、仏教思想としての『セルフ・コンパッション』の重要性が指摘されるようになってきました。多くの人は自分の理想を求め、満足する結果が得られなかった時、自分自身に対する批判に没頭します。しかし、自己批判などの自己否定的認知は、生じた事柄に対しての「内省」「振り返り」といった要素はありますが、必ずしも肯定的認知・行動に繋がるとは言えません。自己批判に対する対処では、自己批判を理解した上で自身に慈悲の心を向け、より優しい対処方法に置き換えることの重要性が指摘されています[5－6]。セルフ・コンパッションは３つの中核要素から構成され、自分自身に対して優しい気持ちで接する「自分に対する優しさ（self-kindness）」、自分自身だけに生じることではなく、他者との相互関係における経験と考える「共通の人間性（a sense of common humanity）」、自分自身に生じた出来事をありのまま受け入れる「マインドフルネス（mindfulness）」により、自分自身へ慈悲の心を持つことを示しています。海外では、セルフ・コンパッションの高い者ほど否定的な感情が少なく、破滅的な認知に繋がりにくいことや[7]、抑うつ、不安、ストレス軽減へ繋がることが指摘されています[8]。わが国でも、セルフ・コンパッションが怒りや抑うつ、不安へ与える効果[9]が報告されており、看護師の心身の安寧には、セルフ・コンパッションを活用する意義は大きいといえます。

セルフ・コンパッションを体得するうえで最も重要とされるものが、中核要素の１つである「マインドフルネス」です。マインドフルネスは瞑想を中心とした技法であり、『価値判断せず、ただ観る』という態度を訓練する認知行動療法の第３世代の技法として、医療、教育、産業など様々な領域で発展しています。マインドフルネスは、生じた出来事をありのまま受け入れることを意味しますが、ありのまま受け入れるためには、その状況や状況下で生じる感情を俯瞰し、認知することに迫られます。なぜなら、自分自身の状況を俯瞰できなければ、不正確な感情にアプローチすることになり、実際に抱いた感情に思いやりを向けることができず、メンタルヘルスの維持には繋がらないからです。

３．自分自身を俯瞰して『みる力』

私たちは、自分自身の苦しみや悲しみに対し、他者からの励ましや回避行動などは一時的な心理的安寧をもたらすものの、根本的な問題解決には繋がらないことを知っています。危機的状況と感じる事案に対峙した際、同僚から「大丈夫、私も同じだから」などの励ましの言葉を受けたとしても、時間の経過とともに、「(危機的状況を経験したのは）どうせ私だけ…」などの感情が再燃していないでしょうか。危機的状況の程度はあるものの、他者との共通性を感じることはなく、結果、過度に感情が揺さぶられ、自己否定的感情が増幅します。しかし、他者との共通性を十分に認識すること、自分自身の状況を俯瞰してみつめることにより（マインドフルネス）、過度に否定的に捉えることで生じる、否定的感情の増幅を抑止することができると考えられます。

しかし、残念ながら自分自身の状況や感情を『価値判断せず、ただ観る』、俯瞰するという行動を意識的に行ってきた、あるいは行っている人は少ないのが現状です。自分自身を俯瞰して『みる力』を養い、状況や抱いた感情の程度を正確に捉えることができれば、本来であれば抱える必要のない感情に振りまわされることは少なくなる可能性があります。さらに、俯瞰した否定的な感情に対して自分自身で思いやり（慈悲）を向けることが出来れば、過度な否定的認知に発展することを防ぎ、ストレスの軽減、メンタルヘルスの維持に至るだけでなく、看護師では、バーンアウトなどへの抑止に繋がることが期待されます。

看護師は、心身に障がいをもたれた方に対する『みる力』を養うだけでなく、自分自身の苦痛や気持ちを俯瞰して『みる力』も養い、労りや優しさを伴った思いやりをむける必要があるのではないでしょうか。

引用・参考文献

1）厚生労働省（2022）．令和２年衛生行政報告例（就業医療関係者）の概況．https://www.mhlw.go.jp/toukei/saikin/hw/eisei/20/dl/gaikyo.pdf

2）日本看護協会（2020）．病院看護実態調査．https://www.nurse.or.jp/home/publication/pdf/research/96.pdf

3）秋山美紀，菅原大地（2017）．【在宅でケアする人にも役立つ　マインドフルネス入門】　ケアする人のセルフコンパッションを高めるマインドフルネスのエビデンス．訪問看護と介護．22，３，196-201.

4）Hochschild AR（2012）. The Managed Heart Commercialization of Human Feeling. University of California Press.

5）NEFF KD（2003a）. Self-compassion: An alternative conceptualization of a healthy attitude toward oneself. *Self and Identity*. 2, 85-101.

6）NEFF KD（2003b）. Development and validation of a scale to measure self-compassion. *Self and Identity*. 2, 223–250.

7）LEARY MR, TATE EB, ADAMS CE et al（2007）. Self-compassion and reactions to unpleasant self-relevant events. *The implications of treating oneself kindly* 92, 5, 887–904.

8）MACBETH A, GUMLEY A（2012）. a meta-analysis of the association between self-compassion and psychopathology. *Clin Psychol Rev*. 32, 6, 545–552. doi: 10.1016/j.cpr. 2012.06.003.

9）仲嶺実甫子，竹森啓子，佐藤寛（2018）．セルフ・コンパッションが被援助志向性およびストレス反応に及ぼす影響．関西大学心理学研究 9，13–19.

「みる力」－２つの体験から考えたこと－

元 福山平成大学 看護学部看護学科　才野原照子

はじめに

「みる力」と題して小文を書く機会をいただきました。看護における「みる力」のあれこれをあらためて考えています。「みる力」は「看る力」でしょうか。「みる」は「観察」でしょうか。「みる」は？「力」は？と進めます。一見易しそうにみえる一方で、奥は深いと思われます。

「みる」をフローレンス・ナイチンゲールは「観察 observation」と表現しています。ヴァージニア・ヘンダーソンは「患者の欲求のアセスメント assessment of human needs」、クリステンM・スワンソンは「知ることknowing」、パトリシア・ベナーは「診断機能とモニタリング機能 the diagnostic and monitoring function」としました。今日の看護用語で表現するならば看護過程の初段階「アセスメント」でしょうか。「観察」「情報収集」「モニタリング」に加え、「判断・診断」を含むかなり広い概念です。20世紀後半に看護理論や看護モデルの枠組みが提示され、看護診断を導く思考過程の中で「みる力」は研ぎ澄まされたように感じます。「みる」はただ「見る」のではなく、あらゆる能力を駆使した「人々の健康問題に責任が果たせる」「看かた」になっていったと思われます。

「みる」には、知識、技術、感受性、考察力、判断力などにおいて高い能力が必要です。これらを生来備えている人はさほどいません。教育訓練と研鑽によって思考を訓練する必要があります。実践を重ね熟達をめざします。何をみるのか？視点？方法？考え方？判断は？といった問いがでてきます。組織やチームのしくみのあり方も問われます。そのことの工夫、「みる」の見える化、共有化、一般化や標準化などが不可欠となります。

看護診断の導入により看護過程における「みる」のしくみはより明確になりました。質は向上したといえます。根づくには長い年月が必要であったと感じます。現場は確かに変わりました。

「みる」ことのしくみつくりに取り組んだ私の体験を２つ紹介します。１つは判断のための観察の工夫であり、１つはインフォームド・コンセント（以下ICと記す）を支えるプロセスレコードの電子媒体化です。情報管理が紙ベースで行われていた頃のことです。

私の体験　その１

－退室（帰宅）させてよい時期を判断するための観察－

私は1980年代に、星状神経節ブロック（Stellate Ganglion Block、以下SGBと記す）を行う外来診療室で看護師として働いていました。業務は、治療前の患者の状態確認と準備、治療への導入、刺入部位の準備と治療介助、治療後の観察確認と対応（直後、30分後、退室時）、退室時の指導などでした。

SGBは、顔面神経麻痺、症候性三叉神経痛、抜歯後カウザルギー、ヘルペスなどの治療に行われます。通常、１日１回、５～10mlの局所麻酔薬を星状神経節に注射します。血流改善を目的として治療効果があるまでこれが繰り返されます。薬液注入後は、通常、主・随伴症状（ホルネル症候群）として、瞳孔縮小、眼瞼下垂、結膜充血、流涙、熱感などが出現します。時に嗄声、息苦しさ、しびれ感などの合併症が出ます。症状が著しいほど治療効果が期待できる反面、危険性もあります。症状が落ち着くまではベッドで休んだ後、退室（帰宅）するのが安全とされていました。

一方、処置医が指示した処置後要観察最低時間（30分）後、どれくらいであれば安全で安心できるのか、退室（帰宅）できる状態を判断する基準はありません。症状の発現と消失には個人差があり、日差もあります。局所麻酔剤の一次作用消失時間は149分、体内最大分布時間は240分と文献にありました。十分休むにこしたことはなく、帰宅後もハードな活動はしないほうが無難です。しかし、仕事や家事などの個人的な都合もあり、少々の酩酊感やふらつきくらいではもうよいとして帰ろうとする人もいます。看護側の観察力や指導力には個人差があります。何らかの目安が必要でした。

そこで記録の工夫をしました。観察項目を整理し、看護記録用紙にチェック式欄と自由記載欄を設けました。チェック式欄の症状(状態)観察項目は、主症状（眼瞼下垂・瞳孔縮小・眼球陥没)、随伴症状（結膜充血・流涙・鼻閉・顔上肢の充血・顔上肢の温度上昇と発汗)、合併症（嗄声・息苦しさ・上肢のしびれ感）とし、4段階（－　±　＋　♯　）で表しました。観察時期は、治療前・治療直後・30分後・退室時の4回とし、記号で表しきれない症状の詳細や刺入部の状態、全身状態、経過、要約、困惑した状況や患者の言葉などを自由記載欄に記しました。

実施結果のレポート[1)]によると、症状は一律ではありませんが、発現と消失の状態、消失傾向や速さが確認できました。起立しふらつくことなく普通に歩けることや、帰宅にあたっての不安や苦痛がないことの確認が必要でした。患者・看護師双方がもうよいとし実際に問題がなかった時間は55～90分間後でした。血圧は、施行前値に回復していればよく、回復しつつあるか、回復後やや下降気味で安定しているとよいとしています。退室（帰宅）後の生活行動は各人さまざまで、時間的には個別に制約がありました。それは大体90～120分でした。不安や恐れがなく心拍出量が安定していて安楽である(苦痛がない)、転倒などの事故を起こす可能性が低い、その後の生活行動に支障がない、ということをめざしました。

「みる」の内容が具体的に見えてきて、観察と判断のための目安が明確になりました。情報をチームで共有しマニュアル等に活かしたことがしくみづくりにつながったと考えます。

当時、判断に関することは看護診断に属するとされ、看護過程の中では最も弱い輪とされていました。看護診断は実践の場での活用も他のプロセスほどには進んでおらず、診断と他のプロセス相互の関係も明らかでない実情がある、ということが文献[2) 3)]にあります。

看護の仕事は慣れや経験によるところが多々あります。医師の指示で動く部分もある中、多様な健康問題を前に、同じ様な取り組みが広くなされたと記憶しています。これは根拠に基づく看護独自の判断が注視され始めた頃の私の体験です。判断における「みる力」は向上したと考えています。

私の体験　その２

－プロセスレコードの電子媒体化－

「プロセスレコード」という記録様式があります。患者との会話や出来事を時系列に記録し、振り返りの中から患者理解を進めるものです。看護学生や新人看護師の教育によく用いられます。ICにおける患者支援に用いることもあります。

通常、記録用紙には「患者情報」「患者の言動（行動）」「私（看護師）が感じたこと」「私（看護師）の言動」「分析・考察」の欄があり順に記載します。患者の思いや考えを知ることも、気持ちを引き出すこともできます。看護側の言動がどう受け止められたかの振り返りにもなり、コミュニケーションの向上にも役立ちます。

当時（1990年代）、私の職場には「ICの同席記録」と「患者の思いを引き出すICプロセスレコード」がありました。叙述文の記録は長文になりやすく表現も形態もさまざまで、要点の把握に時間がかかります。貴重な患者情報でもあり他の医療スタッフの目に触れることもあり、誰が見てもわかりやすいシンプルなものが求められました。

そこで、情報共有と客観的評価ができるものをめざし、表計算ソフトExcel 97®での電子媒体化に取り組みました。ウィーデンバックが提唱する「看護の相互作用についての再構成」のプロセスレコードを基に、「経過」「主題８項目」「患者の主観的情報（S）」「患者の客観的情報（O）」「患者の姿勢23項目」「理解の程度３段階」「納得の程度３段階」の欄を設け、ICの進捗状況を３段階の色分け表示としました。（S）（O）は１セル１文とし、同種類のものには印（番号）をつけ、編集や集計、検索に応えられるものをめざしました。セルの中は、１セル１語１意味、１事象（行動）１文（主語・述語）、修飾語は最小限とし、患者の発語の意味を変えないことを取り決めました。

ICの形成の支援は患者の意思決定の支援でもあります。説明をどのように受け止めどのように理解しているか、不足しているものは何かなどを詳細に把握する必要があります。

結果として、フォーカスが容易となり、継続して課題を追跡できるようになりました。時期ごとの評価も可能です。テンプレート入力は簡単で早く、表現は端的で、形はシンプルです。読みやすく共通認識しやすくなりました。

叙述記録の電子媒体化が定型情報の多い検温表ほどには進んでいない中、情報と記録の構造化がそれを可能にするという感触を得ました。標準化も可能です。学会発表など[4)5)]では、看護系はさることながら情報システム開発系の人達の注目を得ました。「みる」のしくみが情報テクノロジー（IT）によって多職種間での共有ツールとなる日がすぐそこに見える気がしました。

おわりに

２つの体験から次のことを考えました。記録と観察の工夫や見える化は、判断にむけての「みる」しくみを確かにしました。「みる力」による専門的関わりは健康問題の解決に不可欠です。安全で安心できるということに加えて、意思決定の支援に関わるケアなどでは、看護側の資質に人間性の豊かさも求められます。「みる力」の専門性は想定以上に高いといえます。加えて、叙述記録の構造化は電子媒体化の実現を可能にするという感触を得ました。観察や判断といった「みる」技術は、「情報テクノロジー（IT）」として多職種間の共有ツールになりつつあります。情報リテラシーにおいても高いものが求められるといえます。

フローレンス・ナイチンゲールが重要性を指摘した後、観察の技術は理論に裏づけられ、電子カルテシステムをツールとするまでに発展しました。年来の技術や考え方の変遷は著しく、あらためてその凄さに気づかされます。時を経てまた違った感触と気づきがあり、振り返りは新鮮でした。

参考文献

１）才野原照子著：SGB施行後の患者を帰宅させる時期の一考察－看護記録から看護判断のめやすとなる条件を明らかにする－，看護展望，メヂカルフレンド社，14（７），p91-99，1989.

２）M. J. Aspinaii，依田和美，鹿野松訳：看護診断；看護過程の中の最も弱い輪，看護技術，メヂカルフレンド社，29（７），1983.

３）M. Gordon，依田和美，鹿野松訳：看護診断の概念，看護技術，メヂカルフレンド社，29（12），1983.

４）碓井てるみ，北村和美，才野原照子他：インフォームド・コンセントのプロセスレコードの構造化，第18回医療情報学連合大会（神戸市）論文集，p322-323，1998.

５）堀野尚美，北村和美，才野原照子他：インフォームド・コンセント支援のための看護記録の電子化，看護技術，メヂカルフレンド社，45（12），p89-94，1999.

看護師として観察することの大切さ

福山平成大学 看護学部看護学科　佐竹　潤子

看護師として観察することの意味

観察の意味は、物事の状態や変化を客観的に注意深く見ることである[1)]。これは、看護にも共通するものがあります。しかし、看護の観察は、注意深く見るためにフィジカルアセスメントに必要な問診、視診、打診、触診、聴診の基本的技術を用いて、患者さんの安全、安楽を考えて、必要なことを系統的に観察します。また、患者さんの状態から、緊急性の有無の判断や今後どのようになっていくか予測し、気を付けることや必要な看護を実践するために行います。観察の中に、判断も含まれます。患者さんを見て、次に何をすべきかという判断力も重要となります。

ナイチンゲールは、『看護覚え書』の中で

「正確な判断を阻む思考の習癖が２つあって、どちらも人を誤った結論に導く。すなわち、状態や状況についての観察不足、何でも平均値をとって良しとする根づよい習癖、この２つである」[2)]

と述べています。看護師として、正確な観察力を身につけ、値の意味をしっかりと理解し、適切な看護を提供しなければ、観察しているとは言えないのです。

観察は看護の基本で、とても重要です。そのためには、日頃から観察の習慣を身につけておくことが非常に重要であり、正確な観察のためには訓練が必要です。目で見るだけでなく、耳や手などの五感を使い注意深く見ることが必要です。学生時代､「看護は観察に始まり、観察に終わる」と指導を受けました。この言葉は、臨床でいつも思い出す言葉でした。臨床では、些細な変化に気づき、いつもと何が違うのかより具体的に観察することが求められています。

患者さんから学んだ観察の大切さ

看護師は、患者さんの一番傍にいる存在であり、患者さんの変化に気づくことができます。しかし、正確な観察ができないと、患者さんの変化に気づくことはできません。観察不足は、患者さんの状態に大きく関わります。そこで、看護師として経験したことを振り返りたいと思います。

Ａさんは、子宮全摘術の４日目で、離床も食事も順調に進んでいました。その日は、受け持ちではありませんでしたが、食事の下膳に行くと、椅子に腰かけていました。食事は２割ほどしか食べていませんでした。私は､「食事が進んでいませんね」と声をかけました。Ａさんは「食べたくなくて」と言われました。苦痛な表情はしていませんでした。再度､「食べたくないのはどうしてですか」と問いかけると､「生唾がでて食べたくない」と言われました｡「吐き気は、ありませんか」の問いに「吐き気はない」と言われました。生唾から、もしかしたら術後の合併症であるイレウスになっているかもしれないと思い、横になってもらい、腹部の聴診をしました。聴診では、高い調子の音が聴取されました。そのことを受け持ち看護師と医師に報告し、腹部のレントゲン撮影を行うことになりました。その結果、ニボー像が右上腹部に見られ、絶食の指示が出されましたが、絶食にすることで改善され、予定どおり退院することができました。

患者さんからは､「お陰で良くなりました。ありがとうございました」と声をかけていただきました。注意深く観察することの大切さと、注意深く観察するためには、知識が必要であることを、身をもって感じました。

Ｂちゃんは、生後３日の新生児で、在胎37週３日、2546ｇと小さく生まれました。私は、深夜に受け持ちました。授乳中に、眠ることもあり授乳に時間がかかっていました。直接授乳は、哺乳力がなく疲れるため、哺乳瓶の穴を少し大きめにして、授乳ができるようにしました。哺乳は何とかできるようになりましたが、生後５日目の小児科健診で、ファロー四徴症が見つかり、NICUへ入院しました。この時、Ｂちゃんとお母さんに本当に申し訳ない思いになりました。正確な観察ができていなかったからです。哺乳力が弱い、授乳に時間がかかっていることから、より注意して観察をする必要がありました。少し小さく生まれたせいもあると、事実でない想像力で、誤った私の見方が反映されています。ナイチンゲールがいう、観察不足から、早期発見ができなかったのだと思います。特に、子どもは自分で訴えることができないため、こちらが最新の注意をはらい、注意深く観察することが求められます。

Cさんは、ターミナルの為入院していました。循環動態の把握のために医師の指示で酸素飽和度を測定していました。測定すると93％でした。皮膚色は悪くないのに値が悪い。私は、先輩看護師に相談しました。先輩看護師は、指先を触り、冷感を確認した後、耳たぶで酸素飽和度を測定しました。酸素飽和度は96％で問題ありませんでした。測定値が悪い時には、何が原因で測定できないのか、また別の方法を考えることを学びました。

看護師として観察のために必要な姿勢

看護師は、責任をもち観察し看護することが大切です。そのためには、なぜその観察が必要か根拠を持ち、安全安楽に抜かりなく観察を行い、その状態をアセスメントし看護を行うことが求められています。私の姉は、術後の縫合不全とリンパ管が破れていて胸水がたまり、４か月以上水分も食事も摂取できず、挙句の果てリンパ管の造影検査で胸膜炎になり、動けない状態で仙骨部に褥瘡ができてしまいました。痩せて、栄養状態も悪く、紙オムツをした状態なら褥瘡のリスクは当然考えられます。ある日、「褥瘡の状態はどうですか」と看護師に聞くと、「もう治りました」と返答が返ってきました。「褥瘡予防は、していなかったのですか」と投げかけると「エアマットをしていました」と返答がありました。だから褥瘡ができたのだと納得しました。観察や体位変換、除圧をしていれば褥瘡はできていません。看護を見ればその病院の質がわかると言われます。全体の看護の質を上げなければ、このようなことは起こります。

ナイチンゲールは、

「看護師に課す授業の中で、最も基本的なものとして組み入れなければならないこと、最も重要で実際に役立つことについて、何を観察するか、どのように観察するか、どのような症状が病状の改善を示し、どのような症状が悪化を示すのか、どれが重要でどれが重要でないのか、どれが看護上の不注意の証拠であるのか、それはどんな種類の不注意による症状であるのか教えること」
「正確な観察習慣を身につけない限り、我々がどんなに献身的であっても看護師として役に立たない」[3)]

と述べています。そのため、基礎教育は非常に重要だと思います。学生が観察する力を身につけ看護することができるように、講義や事例による演習、実習を通してその状態から考えさせ、知識をもとに裏付けを行い、看護できるように支援することが大切だと思います。また、観察の重要性について、常に投げかけていきたいと思います。

引用文献

1）大辞泉　松村明監修　小学館　2012. 11　第２版第１版　P817.

2）看護覚え書き　フローレンス・ナイチンゲール著　湯槇ます・薄井坦子　小玉香津子他訳　現代社　2015.　P202.

3）フローレンス・ナイチンゲール著　前掲書　P178. P189.

ケアリングを基盤とした看護教育 －看護教育における「みる力」の重要性－

国際医療福祉大学 保健医療学部看護学科　佐藤　聖一

はじめに

看護における教育を難しいものと感じている看護職者が多いことは想像に難しくありません。臨床では、高度医療への対応、患者さんへのケア、ニーズの多様化などの中、看護師への教育が行われています。また、看護基礎教育においても、看護に対する志向性の多様化、若者を取り巻く状況と課題の中、学生への教育が行われています。そして双方に関わるCOVID-19感染流行における看護実践、教育の課題も重なり、私自身も、学生とのかかわりを通して、日々看護教育について熟思しています。

そこで、様々な課題の中行われている看護教育について、本稿では、まず、私が看護教育の基盤をなすものとして考える「ケアリング」を整理し、次にノディングスの「ケアリング」を援用にした看護教育の要点を概説したいと思います。その上で、看護教育における「みる力」について、教育的関係性の視座から看護教育のとらえなおしを試みたいと思います。

看護教育の基盤をなすもの「ケアリング」

看護におけるケアリングについては、ベナー（P. Benner）やワトソン（J. Watson）といった看護理論家が思い浮かぶのではないでしょうか。彼女らに影響を与えたケアリング研究の先駆者がメイヤロフ（M. Mayeroff）とノディングス（N. Noddings）です。以下に端的に両者のケアリングについて概説します。

メイヤロフのケアリング

メイヤロフはケアリングについて

「1人の人格をケアするとは、最も深い意味で、その人が成長すること、自己実現をすることをたすけることである。」[1]

と述べています。また、ケアリングが他者の自己実現を目指すということについて、ひとつの過程であり、展開を内にはらみつつ人に関与するあり方であると述べ、その過程は、発展的であり、さらに連続性があると述べています。

メイヤロフはケアリングについて、連続した相互関係の中で行われる行為によって相手の自己実現を目指すことがケアリングの本質であるとしています。哲学者であったメイヤロフのケアリングを、教育学の視点で検討したのがノディングスです。

ノディングスのケアリング

ノディングスのケアリングの中心的な考え方は、ケアする人の「専心没頭」と「動機づけの転移」という考え方です[2]。これは、「ケアする人」がケアを行う事を、「ケアされる人」が受け入れることでケアリングの形成が始まり、ケアを通して「ケアされる人」が、「ケアする人」のケアしたいという思いを受け止め「ケアされる人」自身も他の誰かをケアしたいと感じるようになることです。

また、ノディングスは、ケアリングについて主に道徳教育の観点から教育方法を述べています。「ケアする人」としての教師の役割について、教師は生徒と倫理的な理想を育まなければならないとし、学校そのものや教授方法の再構築が必要と述べ、その方法として「対話」、「練習」、「奨励」「モデリング」「インフェアード・ニーズ」の概念を教育の重要な要素として提案しています[2)3)4)]。これらの詳細は後ほど少し具体的に説明したいと思います。

看護と教育をつなぐケアリング

メイヤロフとノディングスのケアリングの要点は、どちらも、「ケアされる人」と「ケアする人」はケアを通して、相互関係にありその関係性を通してお互いが成長することが述べられています。そして、この時のケアには、相手を唯一の存在として尊重することが含まれています。メイヤロフはケアの対象を人から物や社会にまで広げることを想定します。哲学者であるメイヤロフはケアリングの考え方が、社会にまで浸透することで社会全体への貢献も検討しています。

また、ノディングスもケアの対象が個人をこえて広がることを念頭に、より自身の実践の場である教育や学校組織を中心に考えています。ベナーやワトソンは、この考え方を基に、看護におけるケアリングを考えた理論家といえます。

このように、ケアリングの考え方は看護にも教育にも共通する中心的な考え方であると私は考えています。そして、ケアリングに基づく看護教育においては、まず、「関係性をみる力」が必要になるのだと思います。学生と教員、新人看護師と指導者は、まさに「ケアされる人」と「ケアする人」でありますが、この関係性はケアリングに基づく看護教育においては上下関係や一方的な指導、自己の解答を相手に押し付けるものではなく、相互関係にありその関係性を通してお互いが成長することを目的とし、その環境や状況、教育体制などができているのかを「みる力」が必要です。

ノディングスの「ケアリング」を基にした教育への要点と「みる力」

ノディングスはケアリング教育のための要点として「対話」、「練習」、「奨励」、「モデリング」、「インフェアード・ニーズ」を挙げています。

まず、ケアリングの関係性を構築するため「対話」を通して生徒と教師の間で関係性を育みます。そして、教師が生徒に対して常にケアリングを行うことが「モデリング」となります。ここでは、教師は生徒を唯一の存在として尊重し、相互成長の関係性の対象として「みる」ことが必要です。これらの関わりを通して、生徒はケアされているという感覚を抱き、生徒の中の、誰かをケアしたいと思うような感覚の基となる「自然なケアリング」と「倫理的なケアリング」の基礎を涵養することができると考えられます。

次に「練習」とは、生徒が実際にケアリングの実践を試みることです。生徒は教師との関わりの中にあった「対話」や「モデリング」からケアされているという感覚を受け、動機づけ転移が起こることで生徒自らがケアリングの実践をするということとなります。

そして、生徒のケアリングの「練習」に対して、教師は生徒の行うケアリングを否定せず、見守り常に励ましを与え、決してまだ明瞭ではない生徒の実践の背中を押すことが「奨励」するということとなります。この段階では、教師には生徒を「みる力」が必要です。特に、生徒の思考過程から、実施、振り返りまでの一連の過程を否定せず、背中を押すように関わるということが重要になってきます。

これらの過程を通してケアリングを実践する生徒と教師にとって最後の要点として「インフェアード・ニーズ」が必要となります。これは、生徒自身も気づかない潜在的なニーズに対する教師の対応のことです。ケアリングの実践において必ずしも生徒の行うケアリングがすべて充分で明瞭なものであるとは言えない場合があります。

その時、教師は、生徒のケアリングの実践を認めながらも、ある時は訂正したり、不十分であることについて生徒と「対話」を行うことが必要となります。

ケアリングを基盤とした教育的関係性の視座からみる看護教育について

ノディングスは主に道徳教育を中心にケアリングの教育方法について論理を展開しています。道徳教育は情動への働きかけを含む教育であり、看護観や患者への姿勢を問われる看護教育にも関わりが深い教育方法です。ノディングスのケアリング教育のための要点を看護教育に置き換えてとらえなおしを試みたいと思います。

まず、学生/新人看護師の教育においては、日常的な関わりや講義、演習/集合研修や、臨床の場、カンファレンスなどを通して「対話」することでケアリング関係の基盤を構築できるように関わることが必要と考えます。

また、演習や実習/臨床における看護実践においては、講義/研修での教授内容を基に演習/練習で技術習得に取り組む学生/新人看護師に対して「練習」を促し、技術練習のトライ＆エラーをケアリングの一歩として教員/指導者が認め「奨励」することで学生/新人看護師のケアリングへの意識を高めることができると考えます。

さらに、ノディングスが述べるように教員/指導者は学生/新人看護師自身がケアされていると感じることができるように関わることで、学生/新人看護師へ「動機づけ転移」が起きるように「モデリング」を実践していくとこが目指したい状況です。ワトソンは、看護教育では理論と実践が一体となることの重要性を述べ、ケアリングの教育について

「実践の場で、モデリングと対話が行われ、そこで学生と教師がケアリングを実証できるようになる必要がある。」[5)]

と述べており、学生/新人看護師と教員/指導者のケアリング関係の構築が重要であると述べています。

さらにまた、患者という存在を通して学習や成長が展開される看護教育において教員/指導者は、時として学生/新人看護師の患者へのケアを中止したり、再考させるような関わりが必要であり、患者への影響を考えなくてはならない看護基礎教育においても「インフェアード・ニーズ」を考慮した対応が重要となります。このようにノディングスのケアリングの教育のための要点は看護教育においても重要な要素であると考えられます。

おわりに

ノディングスのケアリング教育の方法とは、その要素は看護教育においても重要な要素と共通するものであると思います。また、これまでお話ししたような考え方は部分的に、無意識のうちに行われているものもあると思います。そのため、看護教育の基盤をなすものとして「ケアリング」を教育観として、体系的にとらえることで、看護教育において何を「みる」ことが必要・需要なのかについて考えていけることになると思います。

引用文献

1）M. メイヤロフ（1971/1998）田村真　向野宣之（訳）、ケアの本質：生きることの意味、p.13. 東京：ゆみる出版.
2）N. ノディングス（1984/1997）立山善康 林泰成 清水重樹（訳）、ケアリング　倫理と道徳の教育－女性の観点から、pp.47-51. pp.264-303. 京都：晃洋書房.
3）N. ノディングス（1992/2007）佐藤学（監訳）、学校におけるケアへの挑戦－もう一つの教育を求めて、p.22. 東京：ゆみる出版.
4）N. ノディングス（2003/2008）山﨑洋子 菱刈晃夫（監訳）、幸せのための教育、pp.85-88. 東京：知泉書館.
5）O. ベヴィス J. ワトソン（1989/1999）安酸史子（監訳）、ケアリングカリキュラム－看護教育の新しいパラダイム、pp.48-52. 東京：医学書院.

看護職は何をみているのか、そして何をみなければならないのか

園田学園女子大学 人間健康学部人間看護学科　実藤　基子

はじめに

看護系大学では、必修科目として看護援助に関する授業があります。私は基礎看護学領域を専門とする教員として、「看護学概論」、「看護技術」、「人間関係論」、「看護過程」の授業を行ってきました。基礎看護学領域以外の各専門領域においても同様に、基礎看護学を土台として、看護の専門性を積み上げていく教育が行われています。それら各専門教育において共通するのは、対象者へよりよい援助を行うための前提としての“みる＝観察する”という行為です。口語としてよく耳にする「患者をみていない」、「今何をみなければならないのか」なども、観察することの必要性を示唆しています。

本稿では、看護職にとって必要不可欠である“みる＝観察する”について、私の学生への授業や実習指導内容をもとに述べていきたいと思います。

1．教員は学生へ「みる＝観察する」をどのように教授しているのか

1）看護基礎学における学び

私自身は基礎看護学領域の教員であるため、入学してきた１年生、２年生と最初に関わります。入学当初の学生の多くは、無邪気で明るく、元気よく大声で友達としゃべっています。遠くにいる友人を見つけては大声で挨拶をしますが、目の前にいる私に対しての挨拶は滅多にありま

せん。私を知らないはずはないのに、と感じますが、この点については次のように捉えることができます。眼には私という教員が映っていたとしても、脳が私を認識していない、あるいは自分がみたいものをみている状態であると言えます。私は看護師時代にも何度か同じような経験をしたことがあります。新人看護師は、日々の指示された処置は行うけれど患者の顔色や状態をみていない、実は患者の状態がかなり悪化していたけれども、処置のみで患者の状態を観察していなかった、といった状況です。あるいは、ナースステーションで看護記録をしているときに廊下で大きな物音がしたら、中堅看護師たちはいち早く異変に気付いて駆け寄るけれども、新人看護師は黙々と記録を続けている、といった状況です。いずれも自己の意識が他へ向けられていない、認識が不足していたゆえに生じた現象です。まず、必要な観察ができなければその後の看護援助につなげることはできません。そのため、看護にとって「みる＝観察する」ことの大切さについて認識してもらうべく学修が必要となります。

私の所属している大学には看護理論の授業がないので、私は看護学概論の授業のなかで、看護の基本となる２人の理論家の看護論を教授しています。フローレンス･ナイチンゲール『看護覚え書』とヴァージニア･ヘンダーソン『看護の基本となるもの』[1)]です。フローレンス･ナイチンゲール『看護覚え書』においては､「観察する」ことの重要性があらゆる箇所で提示されているので、看護における観察について理解することができると考えます。それを理解したうえで、ヴァージニア・ヘンダーソン『看護の基本となるもの』をもとに、看護職として具体的にどのように対象者を「観察する」のか、何を観察することが必要であるかを学んでいきます。すなわち、これらの理論家の力を借りて、ナイチンゲールで看護という形をつくり、ヘンダーソンを用いて看護における観察の視点としての引き出しを備えるといった二段構えで教授しているのです。

初学者がいきなり想像したり、応用したりすることはできませんから、看護技術を学ぶときのデモンストレーションと同様、基本的な形から入っていくことが必要であると考えています。

2）基礎看護技術における学び

保健師助産師看護師法における看護師は「療養上の世話又は診療の補助を行うことを業とする者」と定義されています。それに従って基礎看護学領域では、学生が基本的な療養上の世話に匹敵する「環境」「清潔」「食事」「排泄」「衣服」等、日常生活に関わる援助技術を学びます。また、診療の補助に匹敵する「与薬」「吸入」「吸引」「バイタルサイン測定」等、治療援助に関わる援助技術についても学んでいきます。

その際、どの援助項目においても看護技術の手技を修得することだけを学修目標としているのではなく、観察することも含めて教授しています。学生の観察の視点が援助の手技から援助を受けている患者全体へ及ぶことを意図して、初学者のレディネスを考慮した事例を用いて教授しています。

3）看護過程における学び

基礎看護技術の授業において初学者向けのシンプルな事例を用いても、学生は手元の看護技術の手技に集中しており、なかなか患者の全体を観察することは困難です。それを補うべく、看護過程を学んでいきます。

看護過程においては、学生が患者を身体面・精神面・社会面の三則面から捉えられるような事例を用いながら教授していきます。身体面においては解剖・病態生理、疾病治療の理解力が求められ、それら専門の必要性を痛感することになります。また、患者の精神面や社会面を把握するには、実際目に見えている事象の観察のみならず見えない事象をも観察しなければ看護ができないことを知っていきます。

しかし、看護過程はあくまでも紙上におけるペーパーペイシェント事例であることから、特に重要な患者への直接的な情報収集ができないため、三側面における観察を学ぶには限界があります。

4）人間関係論における学び

学生は看護過程で必要な情報には、大きく分けて主観的情報と客観的情報があると学びます。そのうちの主観的情報は、検査結果や測定では得ることができず、コミュニケーションによって得るものであると学びます。患者の思いや気持ちをコミュニケーションという手段を用いて観察するということです。患者の思いや気持ちを観察して把握する－これは学生のみならず、現役の看護職にとっても重要な課題です。そのために用いる検査キットや装置はなく、「私」という存在のみが観察できる機器となります。対人関係を構築するノウハウを示した参考書や基本的なマニュアルはあっても、それを活用する私が問われます。同様の場面に出会っても、その対応によって相手の反応も異なることはいうまでもありません。

そこで、看護師と患者の基本的な対応を補うべく、ケアリングという概念が看護を支えることになっていきます。私が講義でよく用いるのは、教育学の著書であるミルトン・メイヤロフの『ケアの本質』[2]とネル・ノディングス『ケアリング』[3]です。これら著書には、ケアリングの基盤となる概念や思考が示されています。看護界においてもマデリンM. レイニンガー[4]やジーン・ワトソン[5]らが、ケアリングの実践について述べています。

看護学生や新人看護師は学習過程であるとしても、中堅看護師であっても、本当の意味において、一人ひとりの患者全体を観察しているのでしょうか。実際のところ、看護師は何を観察しているのでしょうか。そして、看護師は患者の利益のために何を観察しなければならないのでしょうか。

2．看護職は何をみなければならないのか

学生は基礎看護学実習ということもあり、実習期間中に看護師の役割を理解する目的で、看護師に同行する形式のシャドーイング実習をさせて頂く機会があります。学生は機敏に歩く看護師の後を小走りについて行くのがやっとであるように思いますが、その傍らで私自身も看護師がどのような患者と接しているかを見る機会があります。看護師の多くは訪室時、患者が点滴や尿管チューブ等の機器を装着している場合は迷わず、一直線にそこへ駆け寄ります。そして、体調を確認するために測定したり、身体の観察をしたりします。しかしその次に患者に対しての精神的な援助が行われていないように感じます。精神面の観察が身体面の後になるのは仕方がないとしても、患者と視線を合わせて、患者が今、どのような思いで臥床しているのかについて心を運び、それを理解したいという思いをもちながら観察してほしいと思います。直接的な日常生活援助に関する事柄なら、介護職や看護助手にも担える場合があります。診療の補助についても、最新のテクノロジーが大きな助けとなるでしょう。でも、私は患者の全体像を把握したうえで患者に共感し寄り添えるのが看護職であると信じています。だから、これからも患者の思いや気持ちを「みる＝観察」しようとする看護職を育てたいと思っています。

引用・参考文献

1）ヘンダーソン/湯槇ます他訳（2016），看護の基本となるもの，日本看護協会出版.
2）ミルトン・メイヤロフ/田村真他訳（2012），ケアの本質，あゆみ出版.
3）ネル・ノディングス/立山善康他訳（2000），ケアリング，晃洋書房.
4）マデリンM. レイニンガー/稲岡文昭監訳（1995），レイニンガー看護論～文化ケアの多様性と普遍性，医学書院.

5）ジーン・ワトソン/稲岡文昭監訳（1992），ワトソン看護論－人間科学とヒューマンケア，医学書院.

看護学生の“見る”ことから“観る”、そして“看る”

新見公立大学 健康科学部看護学科　塩見　和子

病院における臨地実習で学生が受け持ちをさせていただく患者さんは、意思疎通が可能な患者さんばかりではありません。実習開始前の学生は、受け持ち患者さんとの会話が可能と分かれば内心ホッとしているようです。しかし、そうでないケースの場合には、非常に緊張している学生も見られます。緊張や不安を感じる理由について聞いてみると、意思疎通が不可能な患者さんの気持ちが理解できないのでどのように声をかけるとよいか分からない、声をかけるタイミングが分からないので戸惑ってしまう、声をかけても返事をいただけないので自分から声をかけることが気恥ずかしい、気持ちを理解することができないので患者さんが必要としている看護ができそうにない…、などと教えてくれます。

このような思いは、看護経験が少ない学生ですから当然のこととして受け止めることができるでしょう。これまでの学生自身の家庭環境や家庭内での役割なども少なからず影響があると思いますが、むしろ学生が思っていることや感じていることを教えてくれることに対して、私はとても感謝しています。それは、学生がすでに受け持ち患者さんの看護について考えてくれているからです。実習前の準備段階の学生は、既修の学修で得られた知識を基に患者さんの病状や必要な看護について考え、病床にある患者さんの生活状況を想像します。一般的な病態や検査、治療、そして必要な看護であれば、文献によって看護展開も大まかな予測は可能です。しかし、意思疎通が不可能なケースの場合には、患者さんの気持ちをどのようにして知り、理解して対応すればよいのか、とても悩むようです。これについては、実習指導教員から病院の実習指導者の存在や役割を示し、学生の学修進度と立場を理解してサポートをしてくださることを知らせています。そうすると、学生の緊張も次第にほぐれていくのを目にしますので、緊張や不安のなかでの実習指導者の存在は、学生にとって非常に大きいことと実感しています。

実習前の学生の心境はそれぞれ異なりますが、実習日数を重ねていくうちに、学生は受け持ち患者さんを“見る”ことからはじめ、やがて看護の視点をもって“観る”ようになり、その後は受け持ち患者さんに必要な看護を追究しつつ、指導を受けながら実習指導者と共に“看る”ことができるように成長していきます。学生にとっては意思疎通が図れない患者さんの看護は容易なことではありません。学生が看護計画を立案し、学生と患者さんの両者が満足のいく看護ができるようになるためには、学修を支える実習指導者の人間力と指導のあり様が大きく影響していることは言うまでもありません。

ここでは、遷延性意識障害で意思疎通が図れない患者さんを受け持った複数の学生の看護場面を振り返り、学生が“見る”ことから“観る”ようになり、やがて“看る”ことができるようになる３つの過程について述べたいと思います。

目で見る－患者さんの生活環境を“見る”－

学生は、実習初日には患者さんのベッドサイドに行って挨拶をしようとしますが、病室に入ってよいかどうかと躊躇する学生や表情が硬くなって立ち止まっている学生、ベッドから距離を置いて立つ学生など、学生の行動や心情はさまざまです。病室に入ってくる学生は病室の全体に目を向けながら、患者さんの生活環境を知ろうとします。やがてベッドの傍まで来て患者さんの表情を見ています。閉眼されていると眠られていると思い、少し時間を置いて改めて挨拶することを考えたり、声をかけること自体が患者さんに負担をかけてしまうのではないかと、なかなか声をかけられない学生も見られます。このような様子の学生は、ベッド周囲や床頭台に置いてある口腔ケア用品や吸引チューブ、気管切開部に当てる切り込みを入れてあるガーゼなどに目を向けています。その他にも壁に貼付してある流動食の量や白湯の量、時間、与薬の有無、ポジショニングの方法に目をやっています。眉間にしわを寄せて見ているまなざしはとても真剣です。現在行われているケアを確認し、自分ができそうなことをいろいろと考えているようです。ベッド周囲の生活用品や医療用具などを見つつ、少し間をおいて患者さんに声をかけようとします。反応が見られない場合は、タイミングを計りながらそっと小声で声をかけています。そして、寝たきりの患者さんの心情を察しつつ、優しいまなざしで気持ちを窺うように、そっと声をかけています。

患者さんの身体にはタオルケットや布団などが掛けられていますが、実習初日から掛物をめくろうとする学生はほとんど見られません。しかし、患者さんが置かれている生活環境を見て知ったことは、その後、学生が立案した看護計画に生かされています。

目と手と心で“観る”

実習２日目になると学生は、患者さんの身体の状態を観ることの必要性を考え、病室では患者さんの表情を観ながら心理面を捉えようとしています。また、同時に実習初日には掛物で見えなかった身体の状態を確認しようとします。学生は患者さんの名前を丁寧に、そして優しく声をかけながら、ゆっくりと掛物をめくっています。学生の視線や表情、動作から患者さんに必要な看護ケアについて考えている様子が伝わってきます。掛物の上からは知ることができない患者さんの身体は、学生の想像を大きく超えた四肢の関節拘縮、ピンと張った薄い脆弱な皮膚であることを目にします。掛物を持った学生の手は一時静止していますが、この時から患者さんに必要なケアと身体機能に合わせたケア方法の必要性を知ることができているようです。手と足の指先はややチアノーゼが見られ血液循環がよいとはいえない状態の場合には、触った学生の手よりも体温が低いと、寒いのかな？と患者さんの思いに気持ちを寄せています。そうしながら、ゆっくりと手先と足先に掛物を掛けられていたように戻して、視線の動きや表情の変化について観ています。このように、実習２日目には学生それぞれに程度は異なりますが、目と手と心で観察している様子が伝わってきます。

また、今後のケアについて考え、１人で行うケアがなぜ無理なのかということを実感し、指導者と一緒に行うケアと学生の立場で実施できるケアについて考えていくようになります。実習２日目の学生は、昨日見た経験から看護の視点で観察をするようになり、患者さんの身体と共に心理面の状態を理解しようとする行動がみられます。そして、これらの学びと経験が、その後の看護実践へと繋がっていきます。

目と手と心とともに“看る”－看護ケア－

学生が行う看護ケアは、見学をとおして実習指導者と共に段階的に行っていきます。寝たきりで意思疎通が不可能な患者さんの看護ケアの場合、観察が非常に重要となります。学生の看護計画の内容にも観察項目が日ごとに増えています。学生は日ごとに声をかける回数が増え、患者さんの身体に触れながら反応を確認して心情を察しようとします。患者さんのわずかな身体の動きや、うっすらと開眼される反応に笑顔で対応できるようになります。何度も繰り返し声をかけてわずかな反応が見られると、患者さんに痛みや掻痒感の有無、身体に当てたクッションの位置などについて聞いています。清拭では皮膚の状態をしっかり観て、発赤の有無を確認し褥瘡の早期発見に努めるようになります。機械浴の後には、乾燥した下肢に処方された保湿用のクリームをまんべんなく丁寧に塗布している姿を見ます。学生の表情には笑顔が見られ、患者さんに語りかけながらケアを行うようになります。このような経験から学生は自分が行ってきたケアの意味を考えるようになり、看護観の深化に繋がっています。

このように“見る”経験をとおして“看る”ことができるようになった学生は、看護のやりがいを実感でき、患者さんに行った看護の成果からケアの実践に自信を持つことができて実習を終えているように感じます。「みる力」は、患者さんの生と生活を支える看護の源であり、看護職としての専門性を高められる非常に重要な看護技術です。まさに患者さんに行うケアは“見る”ことからはじまり、実施後の確認とその後の方針等について考えるために“観る”ことで終わると言っても過言ではありません。

臨地で学生の実習指導に関わってくださっているみなさまの学修支援により、学生は“見る”ことから“観る”ことができるようになり、さまざまな気づきをとおして“看る”ことに到達することができています。学生が看護の基本を学び、看護職としての専門性を高められていることに心より感謝します。

「みることができる」から「みる」のではない

広島大学大学院 医系科学研究科 地域保健看護開発学　菅井　敏行

はじめに

子どものころ、朝顔の種をまいてその成長を観察したことがあるでしょうか。私の体験を話しますと、手に取った黒に近い茶褐色のその種は、少しゴツゴツしていて平らな部分やとがった部分があり、夏の朝に元気よく咲く朝顔の花のイメージとは少し違うと思ったものでした。一方で、その種を蒔くと、いずれ芽を出し、朝顔の花を咲かせることは知識として知っていたので、大輪の朝顔の花がたくさん咲き乱れる風景をイメージし、その種を蒔いたことを覚えています。

期待するように双葉（ふたば）がでて、やがてぐんぐんと芽を伸ばしていきます。ある頃にはつるが巻き付きやすいようにと棒を添えてやるなどして、その成長を期待感に満ちあふれ観察していました。毎朝目を覚ますとすぐに朝顔の様子を見に行ったものです。朝顔の成長は概ね順調でしたが、ハプニングもありました。新しく生えた芽の部分にたくさんのアブラムシがついていてジョウロの水で洗い流したり、虫に食われて元気がない葉っぱを、不安ながらも葉っぱごとつまんで切り落としたりして、それらのハプニングにも対応していました。

ある朝、朝顔はたとえは悪いですが、雑巾を絞ったような形のつぼみが見事に開花し、うすい水色の花を一輪咲かせました。早速、祖父の高級なカメラを借りにいき撮影をしたことをよく覚えています。もとはといえば夏休みの宿題のひとつである「朝顔の観察」で、宿題ということもあり、最初はあまり乗り気ではありませんでしたが、その成長の早さやダイナミックさが思いのほか楽しく、興味深い経験となりました。

この朝顔の観察では、予想通りに芽がでて予想通りに花が咲きました。予想通りであることに私は安心をしました。予想通りでなかったらどうなっていたかなどは、当時の私は考えていなかったと思います。普通通りに花が咲くと思っていた自分ですが、それが普通の子どもの思考だと思います。

「みること」の意味

朝顔の観察で私は何を学んだでしょうか。少々大げさに問うと、自分はこの観察からどのように成長したのでしょうか。いまさらですが振り返ると意外に意義深い行為だったと思います。

朝顔の観察では成長発達段階で予想される状態と、目の前にある状況に差異がないかどうかの観察眼を養うことができたと思います。期待される結果に至る過程において、状態の逸脱がないかどうかを観察し、その結果に安心をし、花を咲かせるという結果を期待して、水をあげるなどの行動をすることができました。また、「アブラムシ事件」のように、予想外のハプニングに遭遇したりすると、少々固い表現ですが、結果に影響する要因を早期に発見し排除する行動の大切さを学んだのではないかとも思います。

話を看護にむりやり移すようですが、病棟に入院してくる患者は病名がついており、治療や検査、入院期間、予後なども含めておよそのイメージがもてるものです。前述の「朝顔の観察」とは話のレベルがもちろん違いますが、一定数の患者は退院するまで概ねどのような経過をたどるかについての予想はつき、また、看護師がこの患者へどのようなケアをおこなうかについても、看護の対象者への個別性が最近特に語られる中においても、病名等で括られた入院患者へのイメージが変わらない部分はもちろんあるはずです。イメージは経験や知識によりつくられることが多いと思います。

問題はそのイメージが凝り固まることがしばしばあることです。固定観念や先入観などもそれに含まれるでしょう。固定観念や先入観という言葉は、看護がかかわる場面だけでなくともあまり良いイメージの言葉ではないことはわかると思います。この言葉の裏には、イメージと実際は違うものであることが暗に示されていることが多いです。時にこれらの固定観念や先入観は行動を支配する事があります。それはなぜでしょうか。私は固定観念や先入観はその対象者、対象物に最も必要なケアやかかわりに必要な行為である「みること」を放棄させます。観察することすなわち「みること」は、多くの意味をもち、アセスメントに直接的につながる重要な行為であり、観察にも思考を伴います。固定観念や先入観は「みること」を放棄させるとともに、思考も停止させます。思考停止した看護者がおこなう次の観察は、適切な視点からの観察とはほど遠いものになります。しかもその看護者は自身の視点がずれていることにも気がつかない恐ろしい状況に陥ります。

ありのままを「みる」こと

良い観察者はよい看護者でしょうか。患者の状態を事細かく観察していけば、患者の回復や悪化の状況もよくわかり、予想もできるかも知れません。よりよいアセスメントをおこなうためには、多くの情報があったほうが良いと思うことは当然です。看護の場面で看護に資する情報を得るということについては、記録された情報を閲覧する場面以外、ほぼ全て、患者とかかわりながら得る情報と思っていいのではないでしょうか。体重測定においては、患者を体重計にうながして乗ってもらう、血圧測定においては患者に同意を得て測定に協力してもらうなど、看護において必要な情報を患者の協力のもとにいただいている——このことを忘れてはいけません。患者に関する多くの情報があれば、患者のことを深く知っていることになるでしょうか。ここまで書けば、その答えは自明ですね。

同時に、看護者によって患者は「みられて」います。患者は看護者によって「みられること」を概ね許します。それは、看護者がおこなう「みる」という行為は、看護を提供する上で必要な行為だと考えて信頼のもと協力をしていただいているのです。「みる」先には本当に患者がいますか。もう少し言葉を付け加えると、看護者が「みる」先が病気だけになっていないでしょうか。「みる」先が病気の状態だけだったならば、その時に「みた」病気の状態から得た情報に従った看護行為に向かってしまうでしょう。

看護者は患者の近くにいることができる職業です。病によって不安をかかえる患者の心の中を全てではないですが、みることができる立場にいます。時に、不安をかかえながらその不安を心の中に深く深く隠す患者と共に歩むなかで、看護者がみることができなかった隠された不安も、その一部を同じ視点から一緒にみることを許されることもあります。

私は「患者に寄り添う看護」という言葉を大切にしています。「患者に寄り添う看護」とは、患者をみることを極めていくことで到達する看護であり、気がついた時に寄り添っているという状況なのではないか、寄り添うために何か特別なことをするのではないと私なりに解釈しています。

「みえないこと」や「みれないこと」への対応

看護者にとって「みること」がとても大切であることはわかっています。それはみえるものが持つ情報量の多さ、共有のしやすさ、さらにはみることによって共感できるなど、多くの意味を持つからです。「みることができる」というのは、当たり前ですが「みる」対象物があるからできる行為です。ある意味、対象があるということはその対象へおこなう行為も具体性を持つわけです。

では、看護者は「みえないこと」にどのように対処すればよいでしょうか。「みえない」なら、そこには何もないという短絡的な結論にはならないことは、やはり自明です。私は公衆衛生看護学の講義で「顕在的な健康問題」と「潜在的な健康問題」の説明をよくします。表面的に捉えきれない健康問題が地域には多くあり、それらを潜在的な健康問題と考え、それらの解決手段を考案していくことが重要であることについて講義をしています。潜在的な問題は「みえない」けど、今の手段では「みることができない」のです。言葉を換えれば「明らかになっていない」のです。問題は隠れているだけでそこにはあるのですから、視点や方法を変えたらみえるのです。すなわち、看護者はみえないことに対しても、「ない」と断言してしまうのではなく、「みえないだけで何かがある」という思考をもちながら「みえないもの」を「みえるように」できる方法を探っていくのです。

「みたもの」をそのまま伝える「記録力」

一般的に看護者ならば、観察の結果を記録等に残し共有することが求められます。患者とのかかわりのなかで「みたもの」は、全て情報となるので平坦な意味で有益ですが、みえたものは時に観察者が予想したものとは違い、受け入れがたい事実であったりします。ただ、予想とは違うということについて、あなたの予想ではこの観察結果が予想外であっても、他の看護者はそれが予想通りと思う可能性もあります。看護が職業として提供される医療・保健の場面では、多くの場面においてチームでのケアがおこなわれており、複雑な事例においては複数の看護者や医療者の意見を集約し看護の方向性が決められるはずです。この過程において「みたもの」をそのまま記録することは必須かつ有益です。予想された観察結果を排除した記録や、固定観念や先入観に影響されて実際とは異なる記録を残すことは、大きな誤りを生む行為であることを認識しておかなければなりません。自分が観察した結果が予想と大きく異なる場合、その観察結果から導かれるアセスメントは複雑になるため、特に記録が難しくなることがあります。しかし、適切に観察された結果の記録は事実を反映するゆるぎないものです。「みる力」と同義と考えられる「観察力」が適切に養えたのならば、並行して「記録力」も養っていくことが大切です。

さいごに

患者の痛みを「みる」ためにペインスケールを使ったことがあるでしょうか。私が看護学生だったころ、担当させていただいた大腸がん末期の患者さんは実習最終日に感謝の挨拶に行った私にこう言いました。

「あなたは私に毎日これ（ペインスケール）で痛みを尋ねていたけれど、あなたは学生だから勉強で困ると思ったから、痛さを数字で答えていたわ。でも、がんにはいろんな種類の痛さがある。痛さはこんな数字なんかじゃ答えられないのよ」

私は毎日、痛さについてこの患者さんにペインスケールで答えてもらっていました。それがこの方にどれほどの負担を強いていたかは計り知れません。闘病の中、学生である私を気遣わせていたこと、 最後にこんな言葉を言わせてしまったことが本当に残念で、今でも悔しい思いが残っています。しかし多くを学ばせていただいたこの患者さんには心から感謝しています。

私は看護においての「みる力」は多くの知識や経験に基づく能力であり、また、患者の立場を尊重したうえで患者のために発揮される力であると考えます。私は、看護者は私も含め、安易に患者を「みることができる」から「みる」のではなく、患者の状況に応じた様々な「みる力」を使うことが求められていると考えます。

みる力

川崎市立看護大学 看護学科　洲崎　好香・難波　貴代
北陸先端科学技術大学院大学　鈴木　成将

近代看護の礎を築き上げたフローレンス・ナイチンゲールが、看護の基本を『看護覚え書』(Notes on Nursing) としてまとめ上げ、その初版が刊行されたのは1860年、1世紀も前のことです。ナイチンゲールが『看護覚え書』のなかの第13章「病人の観察」の章において、「看護師に課す授業のなかで、最も重要でまた実践の役に立つもの」として「観察」をあげています。「観察」という言葉は『観て察する』という意味ですが、ここでの『観る』という言葉には、同じ聞こえ方で他に『見る』『視る』『診る』『看る』といった異なる意味の言葉があります。これらの言葉は、どのような意味なのでしょうか。

『見る』は、目で感じて物の形や色を判断することです。「窓の外を見る」「テレビを見る」「朝刊を見る」「湯加減を見る」「世間を甘く見る」「見ると聞くとは大違い」等無意識でも、ものを認知している状態です。

『視る』は、特に注意して見るということです。注意深くじっとみつめている状態です。

『観る』は、見物する、眺める、芝居などを鑑賞することです。「桜を観に行く」「芝居を観る」等時間と変化時間によって移りかわるものを認知する状態です。

『診る』は、医者などが患者の健康状態や病状を調べることです。表面の情報から内面を推察することです。

『看る』は、人や動物などの健康状態や様子に対して気を配って見守ることを表しています。世話、支援等気を配って、見守っている状態です。病状や健康面、さらには心理面を調べる状態とも述べられています。

このように多くの意味をもつ『みる』がありますが、いくつの意味の『みる』を知っていましたか？

『看護覚え書』の第13章「病人の観察」では、

『もしあなたが観察の習慣を身につけられないのであれば、看護師になることを諦めたほうがよいであろう。なぜなら、たとえあなたがどんなに親切で熱心であるにしても、看護はあなたの天職ではないからである』

と述べています。

「病人の観察」では５種類の観察が挙げられています[1)]。

①何を観察するか
②どのように観察するか
③どのような症状が病状の改善を示し、どのような病状が悪化を示すか
④どれが重要でどれが重要でないのか
⑤どれが看護上の不注意の証拠であるのか?それはどんな種類の不注意による症状であるのか?

上記の⑤が意外と見落としがちな観察です。①～④については、学習すれば身につくことですが、⑤は学習が難しいことです。知識があるから大丈夫というものではなく、私達が実践している看護活動を客観的に見て、不注意を正しく認識し、その後は起こさないように改善していく力が必要となってくるからです。

ナイチンゲールはその観察について、観察することが目的になってはいけないとも述べています。観察して得た情報から、患者にとって最善と思われる看護の手立てを導き出し、患者その人を癒すことにつながらないような観察は役に立たない、観察することが目的ではない看護を実践するための観察であると述べています。要するに、看護は観察で始ま

り、患者を癒すことによって終わるということだと考えられます。

「観察すること」をすべての看護の起点としてナイチンゲールは位置づけていますが、近年進められている観察データのデジタル化、さらには医療を標準化したクリニカルパスの普及も起点には「観察すること」を置くことが必要です。その観察において、何をどう見るかということが、その後に続く看護実践の質に大きく影響するからです。アセスメントの視点次第で看護の良し悪しが決まるということも言えるのです。

ナイチンゲールは、「看護とは、患者の生命力の消耗を最小にするよう生活過程を整えること」と定義しています。しかし、現代ではこれでは十分ではありません。

病院看護部や看護局等が、「看護部の理念」「看護局の理念」として示しているなかに「その人らしさを尊重する看護を提供します」といった一文が挙げられていることが多くなっています。この一文は、生命力の消耗を最小にするだけではなく、その人らしく生きることができるようにすることを意図しています。これは、イギリスの臨床心理学者、トム・キットウッド（T. Kitwood）は、「パーソンセンタード・ケア」の中心概念が、「パーソンフッド（personhood）」、つまり「その人らしさ」であると提唱していることからきています[2)]。

「その人らしさ」を生み出す原動力としての「その人を生き生きとさせていたもの」を知るには、なによりもその人のこれまでの生活を知り、その人の生活観や価値観、精神性といったことまで、まさに全人的に理解する必要があります。患者さんが病気になる前の、生き生きと生活していたときのことをイメージしてみることです。その上で、何がその人を生き生きとさせていたのか、といったことを探りながら、理解を深めていってはどうでしょう。その人らしさとは、その人固有の価値観や意思、自然な姿など、「その人を特徴づけているものであり、その人がこだわっている生き方のスタイルそのもの」と考えられます。

さらに、その人らしさを知るには、患者とのコミュニケーションを通して、以下の３点について探っていく作業が必要になると考えられます。

①患者がこだわっているものはなんだろうか

②なぜそれにこだわるのだろうか

③患者にある強み（持てる力）はどんなものだろうか

以前の生活やこだわりをそのまま再現するのではなく、かつてのように生き生きと生活できる状態の再現、または再構築に向けて手助けをしていくことが、「その人らしさを尊重するケア」につながっていくと考えられないでしょうか。

『みる力』は１日で養えるものではありません。また、絶対に正しい１つの方法があるわけでもありません。看護師として関わる患者に関心をもち、趣味のことでも食べ物のことでも、共通の話題を見つけ、話を深めていくと、その人らしさの一端がぼんやりとながらでも『見えてくる』のではないでしょうか。

そして、そこで見えたことが良い看護につながっていくのです。

引用・参考文献

1）フロレンス・ナイチンゲール：看護覚え書，p189，現代社，2017.
Nightingale, F.：“Note on nursing: what it is and what it is not.”，現代社（1860/1995）.

2）T. Kitwood（著），髙橋誠一（訳）他：認知症のパーソンセンタードケア，クリエイツかもがわ，2014.

虐待が疑われた事例を通して「観る力」を問う

松本看護大学 看護学部看護学科　関永　信子

D氏と妻が住んでいる地域

訪問看護を始めて2～3年の経験が浅いころに出会った患者さんを通して「観る力」について振り返ってみたいと思います。

A県B郡C町は、市街地に近いこともあり宅地が次々に開発されていました。しかし、宅地開発は主要な幹線道路や鉄道沿いに限定され、一歩眼を移すと田んぼが広がり、キャベツや人参の栽培が盛んに行われ、田園風景が広がるのどかな地域でした。

町を縦断する路線バスは、なだらかな丘陵地のすそ野を這うように走り、町の2つめの停留所の向かい側がDさん宅でした。

一昔前は、繁盛したであろうDさん宅は、駄菓子、日用品、文具、金物、下駄や長靴、野菜の種などなんでも揃っている雑貨店でしたが、当時は1日数人の客を相手に商いをしていました。

妻の病状

訪問対象者はD氏の妻で、脳梗塞により運動機能、言語機能に重度の障害があり要介護5度の寝たきりの状態でした。言語によるコミュニケーションは不能で、日常生活の全てに介助を要します。妻の健康状態は、生活全般の様子や反応を観て把握に努めていました。そうした訪問看護活動の中で、私は妻の「痩せ」が気になっていました。

訪問日はD氏の希望に沿って決定していましたので、よほどの事がない限り変更することはありませんでした。しかし私は食事状況を把握する必要がありました。

Ｄ氏にとっては、予定外の看護師の訪問で、しかも妻への食事介助の時間ですから迷惑な話であったでしょう。

食事介助時に…

私はＤ氏に「近くまで来たので寄らせてもらいました。お食事の時間でしたね、すみません」と言うと「いいえ、いいですよ」と、突然の訪問を迷惑がるそぶりもなく店の奥からいつもの声が返ってきました。時計は午前10時を少し過ぎた頃です。

Ｄ氏は、小さめのどんぶりにお粥と朝の味噌汁を混ぜています。お粥の上には豆腐、ネギ、刻んだあげがのっています。

食事内容を実際に観るのはこの日が初めてでした。

「いつもそのくらいの量ですか」と私がたずねると、Ｄ氏は「こんだけの量やから１日２食でいいんです」と、尋ねたことに答えるというより、自分の介護のやりかたを話し始めました。

話しながらどんぶりの粥食をスプーンですくうと、１口、２口自分の口に運び温度を確かめると「うん」と短く納得するようにうなずきました。

それからＤ氏は、足早に台所の奥の妻の療養部屋に行くと慣れた手つきで妻をベッドから車椅子に移乗しました。

汚染防止のエプロンを妻につけると、どんぶりからスプーンでお粥をすくい、妻の口に運びます。しかしうまく口を閉じられないのか口角からタラタラとお粥がこぼれるのです。舌の動きも低下しているのでしょう、食べ物を口に保持することができません。嚥下機能は退院時より低下していると思いました。嚥下するより、エプロンにこぼれ落ちるお粥が多くなると、Ｄ氏はイラついたようで「食べんか！」と急かせるように声を荒げると、持っていたスプーンの先で咽頭を何度もつついたのです。その瞬間私は声を失いました。

虐待が疑われ入院となる

次の訪問日、Ｄ氏が妻の傍を離れた時、妻の口腔内をよく観るとスプーンでつつかれたと思われる部位は発赤や糜爛が観られました。嚥下機能の低下は口腔内の傷も要因のひとつではないかと思われましたが、なぜかＤ氏に確認することが出来ませんでした。

その後、Ｄ氏の介護状況や妻の健康状態について、サービス担当者会議が開催されることとなり妻は医療機関に入院することになりました。

その背景には、Ｄ氏の妻への不適切な食事介助が挙げられたのはいうまでもありませんでした。Ｄ氏による妻への虐待の疑いが共通認識されたのです。

当時は、食事摂取状況の把握を目的に、予定外の訪問を実施した私でしたが、思わぬ家族の問題にであった事例でした。しかしその後の会議では、他の事業者も程度の差はあれ、Ｄ氏の介護内容に問題意識を抱いていることが分かったのです。

看護師による判断の影響と「観る力」

あれから20数年が経過した今、振り返ってみると果たして虐待の疑いといえたのだろうかと思うことがあります。

口腔内の発赤や糜爛がスプーンでつつかれた結果であったのか、もう少し、丁寧に観る必要があったのではなかったかと思うのです。また私はなぜ発赤や糜爛をＤ氏へ確認できなかったのか、さらにどのような条件が整えばＤ氏に発赤や糜爛の確認ができたのだろうか、加えてＤ氏は、妻との在宅生活に何を望んでいたのだろうと思うことがあります。何ひとつ確認することが出来ていませんでした。

観ることは、対象理解の１つのツールとして、総合的に判断する際の有力な情報です。看護師の判断の結果が、家族の役割や関係性そして生活に影響を及ぼすことを考慮すると、その判断は適切でなければなりませんが、当時私にどれだけの「観る力」が備わっていたのだろうかと自ら省みることがあります。

もうひとつの“みる力”

松本看護大学 看護学部看護学科　高下　梓

日常生活に溶け込んだ“インフォメーションの落とし穴”

初めて訪れた場所で、「目的地への行き方がわかりづらい」と思ったことはありませんか？私が暮らす街では、観光案内が充実しているにもかかわらず、旅行者や高齢者、外国人から道を尋ねられることがあります。最も驚いたのは、案内所のそばで「案内所はどこ？」と聞かれたことでした。このような時、私は改善点を考えたり、機会があればアンケートに答えたりしています。

地域を初めて訪れる人には、地誌的なイメージがないため、地図をみたり、道を尋ねたりしながら行動します。一方で、その土地を知る人には生活空間のイメージが形成されているので、何もみずに目的地へ辿り着くことができます。つまり、案内板は地域住民にとって日常の風景に溶け込んだ不要な情報にすぎず、意識されることはほとんどありません。ですから、「必要な人のためのインフォメーションが、実はわかりにくくなっている」という落とし穴に気づきにくいのです。

もうひとつの“みる力”とは

インフォメーションの改善点を考えるには、どのような方法があるでしょうか。たとえば、①訪問者を観察する、②アンケートを取る、③“誰にとってもわかりやすいか”という視点で点検する、などが挙げられます。①と②は“観察”に関わるもので、多くの人は、“みる力”といえば観察力を思い浮かべるのではないでしょうか。一方で、③のように“読み手の知識や反応を想定すること”は、心理学用語で「読み手意識（audience awareness）」といい、情報伝達を効果的に行うために大切な力だとされています。また、自分と他者との視点の違いに気づいた上で、他者の立場に立って物事をとらえられるようになることを「他者視点取得（perspective-taking）」といいます[1]。

病院は多様な人々が利用しますので、誰にとっても快適な環境を作るには、適切な位置に看板や誘導装置（サイン）を設け、わかりやすい説明を工夫する必要があります。これは知人から聞いた話ですが、昔ある病院で使われていた調乳法の説明に、誤解を招きやすい文が書かれていたそうです。それは、「お湯○ccに粉ミルク大さじ1杯を入れる」といったものでした。ある赤ちゃんの体重が発育曲線に従って増えないため保護者に確認すると、お湯の量に関わらず粉ミルクを1杯にしていたというのです。「○ccに対して○杯」といった表現であれば、このようなことは起きなかったはずです。患者への説明資料のわかりやすさは、患者の理解度だけではなく、安心感や満足度に影響することが示唆されています（野呂，2012）[2]。健康や生命にかかわる説明を行う医療者が、“患者の視点を想定して考える力”を養うことは、とても大切なことではないでしょうか。

ここで、“もうひとつのみる力”に関わる質問をします。下の図は、皆

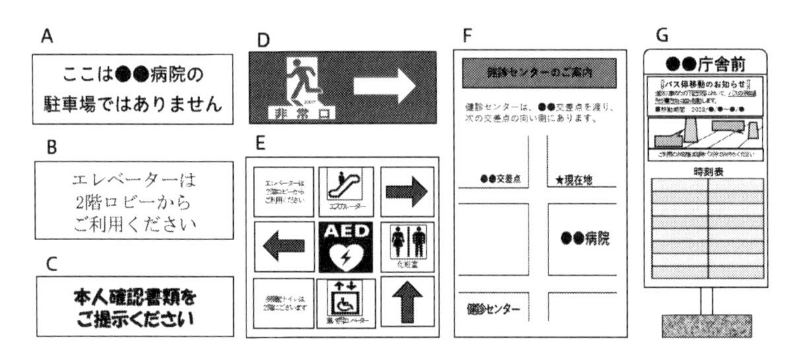

図1．様々なインフォメーションの例

さんがどこかでみかけそうなインフォメーションの例です。それぞれをみて、どのように思いますか？

“わかりにくいインフォメーション”とは

先に示した図は、実は“わかりにくいインフォメーション”の例です。Ａの看板をみる病院利用者は駐車場を知りたいはずですが、肝心の情報が載っていません。Ｂも同様に「２階のロビーへ行くには？」を知りたいでしょうし、さらに「ここは何階か」がわかる掲示を探すかもしれません。Ｃは、みる人が「本人確認書類に該当するもの」を理解していることが前提で、わからなければ手間が増えます。さらに、Ａ～Ｃの文字は同じ大きさですが、視認性が異なります。Ａはユニバーサルデザインで作られたゴシック体、Ｂは明朝体、Ｃはポップ体です。濁点「゛」や半濁点「゜」などの特徴を判別しづらかったり、細くてかすれてみえたり、太くて重なってみえたりするフォント（字体）は、読み間違えにつながるかもしれません。

Ｄは、ピクトグラムの人が走る方向と、矢印の方向が逆です。避難用のサインなのに、非常事態でパニックになった人々が反対方向へ行くこともありえます。Ｅは矢印の配置に一貫性がなく、「化粧室はどこ？」と言いたくなるでしょう。Ｆは、みる人の進行方向と逆向きの地図なので、位置関係を頭の中で反転させなければなりませんし、見出しの文字と背景のコントラストが近くて読みづらいです。カラーで掲示する場合は、試しにモノクロ印刷するとコントラストを確認できます。

Ｇは、私の実体験です。「バス停が100m移動する」という案内が、高い位置に貼られていました。通勤帰りに暗いなかでバスを待ち、到着１分前にふと見上げて情報を知り、慌てて走りました。大人の目線より高い掲示は、子どもには読めません。大切な掲示は、目に留まる所に貼るべきでしょう。

このような例は、各病院が患者に実施するアンケートから、さらに浮かび上がります。たとえば､「階数表示がエレベーター前にしかなく、歩くのが大変」「フロア構造が似ていて、何階かわかりにくい」「回廊式で、位置がわかりづらい」、さらに「行き先を示す色テープ（床表示）が途中で消えていた。天井にもあるので、それをみて歩いた」という回答もあります。工夫している病院では、階数表示を各所に掲示したり、フロアごとに色を変えたりしています。

利用者の視点に立って環境をみる力をめざして

利用者の視点を考慮した例として、ある路線の取り組みを紹介します。この路線は通勤混雑率が高く、戸袋への引き込まれ事故が頻繁に起きていたため、約５年前から戸袋付近に縦長のステッカーを貼るようになりました。低い位置には子ども向けのイラストとひらがな表示を、高い位置には大人向けに引き込まれに注意したい物のイラストが添えられ、事故のリスクが高い位置には強い注意表示が施されています。ステッカーの素材は、社員がバッグを持ち寄ってテストを行い、手や物の引き込まれ防止に役立つ材質が選ばれました。駅への停車後には、ドアが開くことを放送してからドアを開けます。これらの取り組みの２年後には、事故が１/３まで激減しました。その後も、車両ドアの素材を改良したり、ホームのカーブの傾きを緩和したりしているそうです。事故防止という１つの目的のために、利用者の視覚・聴覚に向けた工夫や、物理的環境の改善策が様々に施された好例といえるでしょう。

近年では、誰にとっても利用しやすい環境を作るために、ユニバーサルデザイン（UD）が取り入れられるようになってきました。サインや配色のUDを採用する自治体や、UDフォントを用いる学校・企業、UDの施設環境を整える場所も増えています[3)4)]。また、外国人をはじめ、子ども・高齢者・障害者にも理解しやすい「やさしい日本語」も活用されています[5)]。

効果的な案内表示や、快適な環境作りのアイデアは、利用者の視点を考慮すれば、その場で日常をすごす人々こそたくさん思いつくはずです。医療の場では、患者の視点を想定できる知見をふまえることで、よりよい工夫ができるでしょう。「様々な人のみえ方の特徴」は、認知心理学の知見がヒントになります。「わかりやすい資料の作り方」は、テクニカルコミュニケーター協会（2008）[6)]や山本・島田（2008）[7)]などが、「わかりやすい図示のコツ」は、荷方（2013）[8)]や高橋・片山（2021）[9)]などが参考になります。ふだん接している案内表示や設備・資料を、新たな視点でみなおしてみませんか？

引用・参考文献

1）田中里奈・清水光弘・金光義弘（2013）幼児期における他者視点能力の発達と社会性の関連．川崎医療福祉学会誌，23（1），p.59-67.

2）野呂幾久子（2012）医療コミュニケーションの一つとしてのインフォームド･コンセントのための説明文書（シリーズ：指導医のために：プロフェッショナリズム）．日本内科学会雑誌，101（2），p.512-516.

3）佐賀県 県土づくり本部 建築住宅課（2008）施設におけるわかりやすいユニバーサルデザインのサイン――より多くの人が理解し、安全で安心して使えるサインを目指して．
https://saga-style.jp/download/sign/saga_udsign_manual.pdf（2023.6.30アクセス）

4）東京都福祉保健局生活福祉部地域福祉推進課（2011）東京都カラーユニバーサルデザインガイドライン．
https://www.fukushihoken.metro.tokyo.lg.jp/kiban/machizukuri/kanren/color.files/colorudguideline.pdf（2023.6.30アクセス）

5）出入国在留管理庁・文化庁（2020）在留支援のためのやさしい日本語ガイドライン（2020年８月）．

https://www.bunka.go.jp/seisaku/kokugo_nihongo/kyoiku/pdf/92484001_01.pdf（2023.6.30アクセス）

6）テクニカルコミュニケーター協会監修・岸 学編（2008）文書表現技術ガイドブック．共立出版．

7）山本博樹・島田英昭（2008）高齢者の説明文記憶を支援する標識の明示性――体制化方略の変更とその所産の分析――．教育心理学研究，56（3），p.389-402.

8）荷方邦夫（2013）わかりやすく，心に残るビジュアル表現のために（特集 こうすれば伝わる！サービスとしての「説明」）．保健師ジャーナル，69（5），p.356-360.

9）高橋佑磨・片山なつ（2021）伝わるデザインの基本 増補改訂３版――よい資料を作るためのレイアウトのルール――．技術評論社．

子どもの心をみる・みる力で子ども育む

公立保育園　田中　和子

保育現場での「みる力」とは

保育の現場では、子どもの様子を「視診する」と言います。子どもの顔色、鼻水、目やに、湿疹の有無、身体や衣服の清潔に注意するほか、機嫌、元気さ、給食の食べ具合、睡眠（お昼寝）の様子などを観察します。体調の変化に気づくのも、子どもの様子がいつもと違うということを見て気づくからです。朝の視診で、いつもと様子が違うと感じている時に、午後から発熱していることは多くあります。その他に、視診で体に痣がある、傷があるなどは、その時の状態を細かく見て、状況によっては児童虐待を疑うこともあります。

コミュニケーションと「みる力」

「ことば」は、自分の思いや感情を他の人に伝える一番簡単な手段です。楽しかったこと、嬉しいことや、困ったこと、悩んだことなど、「ことば」にすれば、とてもわかりやすく誰にでも伝えることができます。子どもも３歳ごろには、「ママ、抱っこして」「お外で○○してあそびたい」など、自分の気持ちを伝えることができるようになります。しかし、困っている時に、自分の口から「困っています。悩んでいます」と伝えることができない子どももいます。

発達障害のある子どもは、コミュニケーションが苦手な場合が多くあります。ことばによるコミュニケーションが苦手で、ことばのキャッチボールができなくて、ことばをそのまま返してしまったり、会話が一方的だったり、内容がかみ合わない特徴があります。困っていても、大きな声で泣いたり、隠れたり、走って逃げたり、暴れたりすることで自分の中にこみあげる気持ちを必死に伝えようとしています。そのようなときに保育者は、どんな状況の時にその子どもがそのような状況になってしまうのか、見て（観察して）情報を集めていきます。そのあと、その子どもが、その状況に陥らないように事前にすべきことを考えていきます。ことばでは伝えることができないことが、目に見えないことばを視覚支援で見えるものに変えることは、わかりにくかったことがわかりやすくなることに繋がっていきます。例としては、１日のスケジュールを１つずつ絵カードに描いてホワイトボードに張り、次にすることを示し、終わったら外していく。おもちゃの片付ける場所を絵でラベルを作って貼っておく、終わりの時間を目盛りが減っていく時計を使って時間の経過が目でわかるようにする、自分の気持ちを書いたカードで、今してほしいことを伝えるなど、その子に合ったものを試行錯誤しながら作っていきます。カードで伝えることができるようになると、子どもの不安な気持ちも減り安定して生活ができるようになっていきます。大人である私たちも、道路が色分けしてあったり、矢印や色分けして行き先が示してあることでわかりやすいと感じることがあると思います。保護者も、ことばで伝えるより、文章の方がわかりやすい、イラストがある方がわかりやすい、ということもあります。保育園で保護者に対して伝えたいお便り等についても、イラストや写真の視覚の情報を入れてわかりやすいようにしています。

児童虐待を見つける「みる力」

児童虐待が増えていると言われていますが、保育園で児童虐待を見つける最初のきっかけは、ネグレクトの兆候からです。登園してきたときに何回分もおしっこを吸ったずっしり重いおむつをしている、おなかをいつもすかせている、いつお風呂に入ったかわからない、洗濯していない洋服を着ているなど、子どもへの関心がないことが子どもの外見に表れてきます。その背景にあるのは、経済的困窮、親の疾病（親自身も養育されてきた環境が悪い）やストレスなど様々な原因があるといわれています。早期に発見して専門家に繋げ対応することで、原因の解決になり、親が１人で抱え悩むことも少なくなっていきます。

目に見えるわかりやすい保育園の日々の生活の中で、子どもの変化を見ることはたやすいことですが､「みる力」が特に必要だと感じているのは、保育園にまだ入園していない時です。地域によって違いはありますが、子育て支援センターを併設している保育園では、気になる親子関係を見つけることがあります。気になる情報はその後の支援が繋がっていくことを願い、福祉事務所や保健センター等への情報提供をします。この時に、勘違いや間違いであることを気にする必要はありません。間違いであることは、良かった間違いだったで終わり、責任を問われることはありません。

入園が決まり、子どもを初めて保育園でお預かりする前には、保護者と一緒に保育園にきてもらい面談を行います。保育園の方針や園での生活の説明をすることが中心ですが、その時の親と子どもの様子はじっくり観察し関係性を見ています。その時に、親と子どもの間で良好な親子関係が築かれているいわゆる、愛着形成がされていると､「いつも見てもらえている」「いつも大切にしてもらえている」という安心感があるからでしょう。親のそばで子どもはゆったりとしています。しかし、親のそばからすぐに離れて親の制止も耳に入らない子ども、逆におびえるように親から片時も離れることができない子どももいます。そんな時に、わが子に対して、どのようなことばかけをするのかという親の態度は注意して見ています。親の様子を見ると、保育士と目を合わせて話がしづらい、話を理解しているかがわかりづらい、子どもを見ていない、子どもを厳しく叱る、逆に子どもが好き勝手をしても注意しない、など気になることがあります。大人ですから、ことばではうまい具合に表現しようとしますが、態度に出ることは多いものです。

そのようなときには、虐待があるかもしれない（子どもの前で夫婦げんかをする（面前DV）も、心理的虐待であり、子どもは脳に大きなダメージを受けると言われています）、そのようなことを考えながら、子どもの様子を見て、過度に人を恐れたり、その逆の誰に対してもなれなれしかったり、周りの注意を引くために暴力的になったり、わがままで不安でいっぱいだったり、うそをつきやすく空想の世界に浸るなどがないかなどの様子を見ています。虐待がある子どもも、愛着障害がある子どもも、発達障害を持つ子どもと同じような特徴が現れます。子どもが置かれた状態はどれであるのか見ていかなければなりません。そして、親の姿と子どもの姿を合わせて、保育園での子どもにとって最善なかかわり方について考えていきます。

子どもは大人をみている

子どもはいつも大人を見ています。保育士も親の次に身近な存在です。いい事も悪いことも、見てまねていきます。このことから、自分の行動を客観的に見ることが必要になってきます。

自分自身を大切にしておくことも重要です。つらいことがあっても、仕事にやりがいや楽しみを見つけられると乗り越えていけます。保育士は、子どもの成長や笑顔を見ることができる素敵な仕事です。

子どもにとっても保護者にとっても信頼される保育士になるためには、「みる力」はとても必要なスキルのひとつです。「みる力」は、一瞬の判断と素早い行動にも欠かすことができません。心の奥深くに抱えた思いをくみ取るにも「みる力」が必要になります。

「心で見なくちゃ、ものごとはよく見えないってことさ。かんじんなことは、目に見えないんだよ」[1)]

サン＝ テグジュペリの『星の王子さま』の一節にあることばです。人は正しくものを見ているつもりでも、自分勝手な見方で見ていることがあり、何が本当で何が偽物かを見極めることができていません。目に見えるものばかりを追いかけて、目に見えない多くのものに支えられていることを忘れています。物事の本質は、心の豊かさや心のゆとりから見えてくるものだと感じます。周りのことに惑わされることなく、本当に大切なことは何かをしっかりと「みる力」を付けていかなければならないと感じています。

引用文献

1）サン＝テグジュペリ、内藤　濯（翻訳）（2017）星の王子さま、岩波文庫、p140.

みる力は生きる力

福山平成大学 看護学部看護学科　田村　美子

客観的にみる

みる力は、一般的に視力を指すことが多いです。物事を見る能力や見方、考え方、客観的に物事を見る力、そして深い洞察力を指します。日本語のみるには、見る、診る、視る、観る、看るなどがあります。英語のみるには、see、look、watch、observe、view、perceiveがあります。

現代社会において、視覚的情報があふれています。テレビ、映画、広告、SNSなど、私たちの日常生活においては、視覚情報を見ることが多くなっています。また、職場や学校でも、プレゼンテーションやビジュアル情報が多用される傾向にあります。これらの場面において、みる力が不十分だと、情報の正確な理解や適切な判断ができなくなります。みる力があることで、視覚情報を適切に解釈し、的確な判断を下すことができます。

先日、自動車の運転免許更新に行きました。免許更新時に、視力検査が必要になります。

視力の低下を実感し、眼科に受診し新しいコンタクトレンズを購入しました。更新会場では、高齢者の視力検査に時間がかかり、列が出来ていました。ある高齢者の方が、視力検査で警察官から「老眼鏡をかけていらっしゃるのではないですか？」と声をかけられていました。眼科に受診してから再度免許更新をするように指導されていました。高齢者になると眼の病気にかかるリスクが高まり、自覚症状に気づきにくく、自分自身が運転に支障をきたす危険性に気づきにくい方が多いのだと思いました。

みる力とは、視覚情報を適切に理解し、的確に判断する力です。人間は、目に入った情報を脳で処理し、それに基づいて行動を起こすことができます。このため、見る力は人間にとって極めて重要であり、あらゆる場面で必要とされるスキルです。みる力は、正確に物事をみるために必要な能力です。社会で生活するために、客観的に自己評価をしていくことが大切だと思います。

母の心をみる

2023年１月２日の早朝５時30分に、妹から母の死を知らせる電話がありました。母は５年前より間質性肺炎で、在宅酸素療法をしていました。２年前の５月に自宅で転んで、肩の骨を骨折し入院をしました。入院する前は、自宅の中では歩いていましたが、入院後はベッドで過ごすことが多く、退院した時には歩けなくなっていました。母は、入院から３ヵ月を過ぎた頃より、「家に帰りたい、家に帰りたい」と言うようになりました。妹が母の主治医に病状を聞くと「今年いっぱいくらい、後３ヵ月くらいかもしれない」と言われました。家で最期を迎えたいという母の願いを叶えようと、妹は在宅で母の介護をすることを決意しました。妹は、母が自宅で過ごしやすくできるように、リビングにベッドを置き、食事から排泄、入浴まで全てできるように整えました。そして、食事も食べやすい物を工夫して、タッパーにいろいろな種類のおかずの作り置きをしました。母は、80歳になるまで大病を患ったことがなかったため、「もうだめじゃね」と話すことが口癖となっていました。半年くらい自宅で過ごした後、医療的ケアができる介護老人保健施設に入所しました。入所後は、１週間に１回から２回くらい電話がかかってきました。亡くなる３ヵ月前の秋頃より電話がかかってくる回数が減ってきました。お正月に面会をする予定でしたが、新型コロナウイルスの感染拡大に伴い、それができなくなってしまいました。母とは、直接会うことはできず、電話を通しての声で様子を知る状況でした。亡くなる１週間前の電話越しの声は、母のいつもの声とは違い、弱々しく息切れがしていました。「お饅頭を送ったから、職員の皆さんと食べてね」というと「ありがとう。わかった。ありがとうね」と返事がありました。母が亡くなった後、職員の方から母が「お世話になっています。ありがとうございます」と感謝の言葉を伝えていたことを聞きました。母は自分の死を予感していたのだと思いました。

2022年12月に父の一周忌を行いました。それから１ヵ月後に、母が亡くなりました。家に帰りたいと言っていた母のために葬儀は自宅で行い、母の大好きな美空ひばりの写真とカラオケが好きだった母のために、妹が心を込めて作ったマイクとカセットデッキをお棺に納めました。５年に及ぶ闘病生活は、母にとってとても大変だったことと思います。両親の写真を並べて見ると、２人とも幸せそうな表情をしています。父は卯年生まれでした。卯年が巡ってきて、父が「よく頑張った」と母を迎えに来たのだと思います。

自分をみる他者をみる

ナイチンゲールは、看護師が患者の状態を正確に観察することが重要と説き、そのためには患者の症状や体調の変化を常に観察する必要があると述べています。そして、著書『ナイチンゲール看護覚え書』で、

> 「看護師のまさに基本は、患者が何を感じているのかを、患者にたいへんな思いをして言わせることなく、患者の表情に現れるあらゆる変化から読みとることができることなのである」[1)]

と述べています。看護師が患者を「見る力」を持つことで、患者に対する深い洞察を持つことができ、患者の心身の状態を理解することができ

ます。看護師が患者の状態を正確に観察し、理解することで、患者に適切な看護ケアを提供することが可能になります。

新型コロナウイルスのパンデミックにより、人々の生活様式や人間関係が大きく変わり、さまざまな意味で価値観が変化したように思います。この数年間は、マスクを着用することが常態化し、相手の表情が見えず心情を読み取ることが困難になっています。これは大人だけでなく、子どもたちの成長発達やコミュニケーション能力にも影響を及ぼすと言われています。2020年にユニセフが公表した先進国の子どもの幸福度に関する報告書[2)]によれば、日本の子どもたちの「精神的幸福度」は最下位に近い結果になっています。日本の子どもたちは、自分自身や周囲の環境を客観的に理解することが難しくなっているのではないかと思います。これにより、ストレスや不安、孤独感などが増幅し、精神的な健康に悪影響を及ぼす可能性があります。子どもたちが自分自身や周囲の環境を適切に理解し、自分の感情や思考に気づき、自己を客観的に見る力が必要です。

みる力を磨く

観ているつもりで、多くのことが見逃されることがよくあります。何で気づかなかったのだろうと思うことがよくあります。意識して見ないとみることはできず、目の前にあるものもみえないことがあります。

物事を自分の主観でみるのでなく、客観的な視点でみることを心がけることが必要です。五感を集中させて対象を観察するとき、人間は「見えないもの」を観ることができるのだと思います。

人間の脳には「眼では見えていないもの」を補いながら観ようとする機能（マインドアイ）があります[3)]。「どこに眼を向けて何を感じ取るのか」知覚力を磨いていくことが大切です。現在社会では、インターネットや人工知能などから多種多様な情報を得ることができます。一方で、科学技術や情報通信技術の進歩によって、人々の生活や仕事の効率が向上し、無数の可能性が広がっています。しかし、情報過多になることで、思考力や観察力が低下する傾向にあります。

現代社会は、多様性やグローバル化の進展、社会問題や環境問題など、解決が難しい課題が山積みしています。困難な時代だからこそ、物事をじっくり観察し、１つの事柄に集中して深く考えることが求められます。みる力を磨くことは、困難な時代を乗り越え生きる力に繋がると考えます。

引用文献

1）湯槇ます・薄井坦子・小玉香津子・田村真・小南吉彦訳（2009）：フローレンスナイチンゲール看護覚え書－看護であること・看護でないこと－改訳第６版、現代社、P227.

2）ユニセフ（2021）：（イノチェンティ　レポートカード 16「レポートカード16－子どもたちに影響する世界：先進国の子どもの幸福度を形作るものは何か」

3）神田房枝（2020）：知覚力を磨く－絵画を観察するように世界を見る技法、Kindle

早期臨床体験実習で対象者を「看る」ことのできる学生

四国大学 看護学部看護学科　檀原いづみ

大学に入学して間もない５月に、早期臨床体験実習（early exposure）で２か所の実習場所に行きます。１か所は高齢者施設、もう１か所は肢体不自由児施設です。高齢者施設の方々への対応は、学生自身が祖父母を通して理解ができます。しかし、会話をすることで、つじつまが合わなくどうしてよいかわからない学生もいます。でも日頃から見慣れている祖父母をイメージするためか学生にとっては、将来の看護職に対する印象は良いと考えられます。ところが、肢体不自由児施設はそうはいきません。学生は対象者の外観を見ることでショックを受ける学生もいます。学生の認識の「診る」と「看る」に違いがあるのではないかと思いました。

Ａ学生は真面目で、何事に関してもきちんとすべきであると思っている学生でした。高齢者施設ではそれほど気にならなかったのですが、肢体不自由児施設での実習では表情も硬く、指導してくださっている看護師から離れたところで教えてもらっていました。Ａ学生に指導しようと近づくと「後どのくらいですか？」との質問に、一緒に実習指導に行っているこちらが、指導してくださっている看護師に申し訳ない気持ちでした。その学生が書いたレポートは、進路を変えるというものでした。

〈肢体不自由児施設に実習に行き、自分の意思も告げられず、自由に動くこともできず、全て看護師にしてもらわないと生きていけないということは、本人が一番辛いと思いました。行きたいと思うところにも行けず、やりたいこともできず、どうしてこんなことになってしまったのかと思い考えてみました。私はどうしてこのような人が生まれてきたのか、その原因が分かると、この人たちも苦しんだり辛い思いをしたりしなくてもよいのではないかと思いました。このような人が二度と生まれないような社会になってほしいと思い、私は医学の道に進み研究したいと考えました〉

A学生は、肢体不自由児を「診て」いたのかなと思いました。

B学生は明朗活発であり、感性の豊かな学生でした。肢体不自由児施設で指導してくださっている看護師に必死でついて行って質問もしていました。看護師からボール遊びが好きな対象者と一緒にボール遊びをしてほしいと頼まれたB学生は、満面の笑みで対象者とボール遊びをしていました。「実習時間が足りません」と私の姿を見たときに言うほどB学生は一生懸命に看護師の指導もメモを取ったり、教えて頂いたりしていました。実習時間が終わりに近づいてきたため、「お世話になった方に挨拶をしてきてください」と伝えると、B学生は最初にボール遊びをした方の所に行き、次々に対象者の所にご挨拶に伺い、最後に指導をしてくださった看護師の所に行き、にこやかに話をしていました。B学生は「先生挨拶してきました」と笑顔で戻ってきました。私は「Bさんは実習が充実していたようでよかったわ」と言うと、「はい、すごく楽しかったです」と満面の笑みで答えてくれました。私が一番驚いた事は、ボール遊びをしていた方以外に、関わった対象者全ての方に挨拶に行ったことでした。そして、その学生が書いたレポートは、看護師の素晴らしさに気づいたという内容でした。

〈今回の実習で初めて肢体不自由児の方と出会いました。対象者の方が話してくださっている言葉が分からず「ウー、ウー」とか「アー、アー」としか私には聴こえなかった言葉を、指導してくださっていた看護師は「Cちゃん今日はご機嫌だよね。お姉さん（B学生）が来てくれたから嬉しいんだよね。よかったね。Cちゃんの好きなボール遊びをしてもらおうか」と話をして私とCちゃんがボール遊びをできるようにしてくださいました。それがすごく嬉しくて、時間の経つのも忘れていました。それにしても、私には、どうしてCちゃんの「ウー、ウー」や「アー、アー」の言葉が、「今日はご機嫌だよね。お姉さん（B学生）が来てくれたから嬉しいんだよね」というCちゃんの気持ちを代弁できる看護師に驚きました。そしてすごいことだとも思いました。私もそんな看護師になりたいと心から思えました。私は、Cちゃんが少しでも楽しいと思える時間があったり、誰かがいつも気にかけてくれているとCちゃんが感じられることがあったりすることが大切なのかと感じました。実習を通して人間は、誰もがその人らしく生きていけることを支えるのが看護の仕事のように感じました。私は看護の勉強を始めたばかりですが、「看護」とはとてつもなく凄いことだと感じ、ますます「看護」のことを深く学びたいと思うようになりました〉

B学生は、肢体不自由児を「看て」いたのだと思いました。

２人の学生は出席番号が連番であったため、レポートの違いがあまりに明確でした。A学生は、肢体不自由児の人を「診て」いたために、このような状態で生きていくのはご本人にとって辛いであろうと考え、このような人が生まれないために医学部への道に進み肢体不自由児のような方がいなくなるような研究をしたいと考えたのであろうと思います。

〈どうしてこのような人が生まれてきたのか、その原因が分かると、この人たちも苦しんだり辛い思いをしたりしなくてもよいのではないかと思いました。自分の意思も告げられず、自由に動くこともできず、全て看護師にしてもらわないと生きていけないということは、本人が一番辛いと思いました。行きたいと思うところにも行けず、やりたいこともできず…〉

と書いているように、肢体不自由であることは、つまり辛いことであるという認識であるために「診る」ことになったのではないかと考えました。

Ｂ学生は、肢体不自由児の人々を「看て」いたために、その人らしく生きて行けるようにという発想ができたのだと思いました。Ｂ学生は、その人のありのままを受け入れることが当たり前と思っているように感じました。そのため対象者が高齢者であっても肢体不自由児であっても、同じ看かたができたのだと思います。看護を学び始めた状況の中で、レポートを書くにあたり本人はそれなりに学習をしたのだとも思いました。

〈実習を通して人間は、誰もがその人らしく生きていけることを支えるのが看護の仕事のように感じました。私は看護の勉強を始めたばかりですが、「看護」とはとてつもなく凄いことだと感じ、ますます「看護」のことを深く学びたいと思うようになりました〉

と書いているように、「誰もがその人らしく生きていけることを支える」と表現できるのは、対象者をありのまま受け入れられるからこそ書ける文章であると思いましたし、「ますます看護のことを深く学びたい」と思えるような早期臨床体験実習ができたことはＢ学生にとって、この看護という職業に対する使命感や今後大学で学ぶことに対するモチベーションを高めることにもつながったと感じました。

Ａ学生は、早期臨床体験実習終了後しばらく大学に来ましたが、受験勉強をして医学部に入りたいとの希望で大学を辞めました。そして、Ｂ学生は、大学生活を楽しみながらボランティア活動やクラブ活動、アルバイトもしながら充実した学生生活を送っていました。卒業後、何度かＢさんに会って話をしたのですが、臨床現場が大好きであるため、後輩指導を行う大学教員にはなる気持ちが無いようでした。臨床現場に身を置いて、今も対象者を「看て」いるのだと思います。

見えないものをみる力

安田女子大学 看護学部看護学科　津間　文子

はじめに

出産は、個人的な性と生殖の営みの結果である私的な体験であるにもかかわらず、人間が社会的動物であるがゆえに、その属する共同体の管理下におかれています。現在の我が国は、1990（平成２）年の1.57ショックを契機として「少子化対策」が政策の優先課題になっています。そして、今日では「異次元の少子化対策」というキャッチフレーズとして子どもを増やす政策決定がなされるようになりました。そもそも、子どもの減少によるリスクを見込んだ社会保障制度設計はされておらず、我が国の人口減少化に焦点を当てられた政策はとられていませんでした。それが、突如として1992（平成４）年の国民生活白書に「少子化」という切り口で明文化され、少子化の進展による問題提起として現れました。そして「少子化」は、その背景にある我が国の戦後の人口政策である「産児制限」が出産する世代に浸透することによってなるべくしてなった結果であったことが、本当の問題であるといえます。

近代の我が国の人口政策は、戦時体制と関連しています。第一次世界大戦後は、人口過剰論議が起こり、1922（大正11）年に、サンガー夫人の来日と、産児制限運動が展開されました。その後、第二次世界大戦時の「産めよ増やせよ」といった兵力増強により、敗戦まで高い出生率が維持されています。こうした背景は、出産を共同体、ひいては国家の在り方と無関係ではなく、国力そのものの基盤となっていくわけです。そのため、出産する女性に期待される役割は、人間が構成する社会と共生するにあたり、時代や国情によって変わっているのです。

1．急速な少子高齢化がもたらす出産に支援の視点の変遷

我が国の「少子化」の特徴に、世界に例をみない早さと、同時に長寿化が起こったことがあります。出産・子育てをめぐる環境の変化の進展はそのまま、支援体制の脆弱化の進展でもあります。我が国の歴史で、今日ほど支援を必要とする妊産婦を早期に把握し、支援につなげていくことが求められている時代はないでしょう。

我が国において少子化に歯止めをかけるための子育て支援への関心が高まり始めたのは、1980年代後半からでした。その背景には、1970年代の社会の活力の低下や社会保障費負担の問題等から、少子化傾向に関心がもたれるようになってきました。子どもを育てるすべての家庭を視野に入れた支援の必要性にいち早く言及したのは、1989（平成元）年、全国社会福祉協議会・児童家庭福祉懇談会「提言　あらたな「児童家庭福祉」の推進をめざして」でした。同年、厚生省（現･厚生労働省）は「これからの家庭と子育てに関する懇談会」を設け、1990（平成２）年に報告書を提出しています。そこでは、これからの子育てをめぐる諸政策は「子どもが健やかに生まれ、育つための環境づくり」を課題として展開していく必要性が提言されています。これらの提言の趣旨はその後の政策立案や法律改正に際しての理論的背景となり、「子どもを産み育てるための環境づくり」という言葉がスローガンやキーワードとして用いられ、保育サービスにおいて我が国の選別主義から普遍主義への転換の始まりでした。従来の「児童福祉」の概念に「家庭」を取り込んだ新しい概念であり、「ウェルビーイング」「自立支援」などの理念や「社会的わが子観」という子ども観、「権利保障」という性格･特徴こそが、現代社会に必要なものであり子どもの権利を尊重した児童福祉の概念とそのための施策を整えています。

さらに、戦後に確立した母子保健の役割や範囲はより複雑に拡大しているといえます。特に、児童虐待予防においては、妊娠期から母子保健

担当者が切れ目なく関わることは重要とされ、出生後の新生児訪問や乳幼児健康診査等の母子保健事業と併せて各関係機関とのより一層の連携強化が求められています。また、妊娠・出産を機に、母親にメンタルヘルスの不調がもたらされることがあり、産後ケア事業等において、出産後の母親の身体的回復や心理的な安定を促進するとともに、安心して子育てができるよう、妊産婦への利用促進に向けた普及・周知の必要性が高まることでもあります。支援者には、周産期のメンタルヘルスに関する基礎知識や関係機関との連携及び産後ケア事業に精通した助産ケア、地域特性に合わせた事業を提供するとともに、心身の不調や育児不安を抱えた母親を適切な支援につなげていく力が求められます。そして、その支援者として、周産期のケアを担う助産師には、必要な支援が見える力が重要になるといえるでしょう。

2．子どもを産み育てる家庭のライフコース

子どもを産み育てる家庭のライフコースにも我が国ならではの特徴があります。高度経済成長期に標準化したライフコースは、日本モデルとして説明されています。まず、家族戦略ののちに、企業中心主義という家族主義や性別役割分業ときわめて親和性の強い社会原理にもとづく制度化が進行しました。経路としては「家族戦略⇒制度化⇒標準化⇒個人化」をたどり、現在では「人生の多様化」言説の浸透とともに、個人の生き方の選択として、特に女性のライフコースは多様化しています。

我が国では、妊娠前までに親になるための準備教育が十分とはいえない状況にあります。少子化は、幼い子どもに接することなく親になる時代を加速させました。1980年代に育児不安の研究が活発になり、現在では「産後クライシス」という造語が定着してきました。産後に夫婦間の満足度が低下した結果、夫婦が破たんしひとり親に至るというものです。欧米ではすでに30年ほど前からあった現象で、離婚を考える時期も

子どもの就学前に多く、妻の方に多いという、夫婦の愛情が急速に冷え込むことで、子どもを産み育てる家庭に従来のライフコースではない、新たなライフコースが登場してきているのです。看護学の研究に「産後クライシス」はまだまだ新たな分野ですが、今後の我が国の家族の有り方を想定する時に重要なキーワードとなるでしょう。家族の概念も時代によって変化することを周産期のケアを担う看護職は心得ておく必要があるでしょう。それは、家族の関係性は、みえないものであるだけに、産後の女性にかかる負担を軽減する施策を適切に対象者にとどけられるように対象者の特徴が変化していく様子をみる力を養うことです。

さらに、男性に対しては、生き方を選べるのは、男女に平等ではなく、父親の育児休業が取得しにくい現状にあることからも、男性には「人生の多様化」言説は成立していません。このことは、母親が育児と仕事を両立していく必要性によって男性稼ぎ手・女性ケア提供者モデルを固辞しているとは言い難い社会状況にありながら、稼ぎ手という側面でジェンダーの不平等の構造のままにあるのです。その結果、性別役割分業意識の動向の国際比較においてみられた父親が育児に関わる時間のジェンダー格差となっています。男性稼ぎ手・女性ケア提供者モデルから解放されなければ、保育・家族に内包される人間らしい豊かさのある生活を得ることができないことを念頭においた支援を考案することが期待されます。

3．次世代の育成へのアプローチ

この30年間の子ども子育て政策の成果をみても効果的な少子化対策は見当たらず、難題であるといえます。このことは、子どもが育つ環境が整っていないということの証左でしょう。少子化研究について今後の方向性を探ることを目的とした過去の文献レビューによれば、人口学の見地における少子化の背景要因に関する研究では、母子保健学的アプローチ（リプロダクティブ·ヘルスアプローチ）と家計アプローチ（経済生活アプローチ）と考えられています。少子化研究の残された課題は、(1)国際的視点の導入、(2)ライフコースに沿った少子化研究の推進、(3)母子保健学的アプローチの推進、にあることを指摘しています。また、社会状況の変遷に伴い、研究の視点は「性行動」「養育力」「大人観」「ワーク·ライフ·バランス」「親密性」「恋愛観」「性役割観」など、少しずつ変化してきていることは指摘されていました。今後はそれらを系統的に整理し、母子保健学的アプローチによる研究デザインを構築することが肝要であるとしています。産前産後における支援の必要性は「仕事をもっている女性」「シングルマザー」「若年の妊婦（母）」についての順で、「初産」「夫」「高齢妊婦」がこれに続いており、家族形成支援の視点からも、妊娠以前、カップル形成以前から始まる、ライフコースを見据えた長期の継続的な支援の必要性を示唆しています。

2023年、３月２日に2022年の出生数(速報値)が、ついに80万人を割っていることが報道されました。これは、コロナウイルスの感染症の拡大で2021年、2022年の婚姻件数が減少した影響とみられています。国立社会保障・人口問題研究所は、2017年に、80万人割れを2033年と想定したため、11年早い少子化となりました。1982年の出生数は151.5万人となり、40年間でほぼ半減しています。我が国では婚外子が少なく、結婚がその後の出産に直結しているために、婚姻数の減少も、少子化を促進しています。

少子化が問題視されるのは、経済の縮小との関連で、社会保障制度の維持にかかわる問題となるからです。我が国では年金や医療、介護といった社会保障給付費約130兆円の財源を保険料の半分以上を現役世代が拠出しているのです。子育て政策の正否は、子育て世代の負担軽減と男性の子育てを可能にする働き方にあるといえるでしょう。次世代の育成のためのアプローチが、すべての世代にとってまさに待ったなしの課題になっているのです。

おわりに

2023年３月現在、「異次元の少子化対策」の内容が明らかになっていません。周産期のケアの担い手は、ライフコースを見据えた長期の継続的な支援をしていく上で、関係機関との連携及び産後ケア事業を提供していくために法整備の枠組みの課題見えていないと適切な支援につなげることはできないでしょう。これまでにない、新たな取り組みは、これまでの取り組みの成果を見極める必要もあるでしょう。そこで、出産を支援することを生業としている助産師は、出産に従い助産ケアを提供する実践者として、今後も加速していく少子化社会の子どもが産まれ育つ家庭に対する支援の在り方が見えるようになる力が求められるでしょう。

看護師の『みる力』

国際医療福祉大学 福岡保健医療学部看護学科　中島　史子

1．さまざまな「みる」について

まず「みる」について私の考えを述べます。「見る」とは、視覚的に物を見ることです。形や存在、状態がわかります。もちろん、視力が乏しいと得られる情報は少なくなります。たとえば、視力が良い場合は、変化に早く気づくことができます。視力が良くない場合は、判断が遅くなり危険や不安なことが多いでしょう。視覚の情報は、全体の情報の８～９割に及ぶといわれています。つまり情報のほとんどを「みる」ことで得ているのです。私が新人看護師の頃、ベテラン看護師の方が、遠視のため看護業務を遂行する時に、大変苦労されていたことを思い出します。かく言う私も10年前よりそのような状態です。一般に加齢変化と表します。物事を判断する時間が数倍かかることで、行うことがおっくうになることがあります。よって、定年後も現役で看護師の仕事ができることは、並大抵のことではありません。しかし、老若にかかわらず、時間をかけて慎重に「みる」ことは、さまざまな「みる」につながっていくのです。

「観る」とは、人が観たい物を観ることです。「観る」ことは、積極性を感じさせる行動です。よって、観察するというのは、敢えて「観る」ことを言います。観る人の意思が感じられます。このことは、たまたま偶然の出来事ではない状況と思います。患者さんとコミュニケーションを行うことや、患者さんの行動を観察するときに観ています。看護師として勤務しているときは、この「観る」ことに重要な役割があると思います。まず､「観る」理由があるのです。たとえば、患者さんが安楽であるのか確認します。

「診る」とは、診察を行うことを意味します。まず、医師の診察業務を思い浮かべます。看護師として「診る」ことはできませんが、看護師として判断できる症状について医師に伝えることができると考えます。医師の業務である「診る」ための補助は看護業務です。それは、記録や資料を示す場合もあります。そのことで、看護師の仕事として医療チームに貢献しています。

「視る」とは、注視することです。看護師の仕事に例えると敢えて注視していることがあると思います。たとえばドレーンの廃液の量を視、患者さんの反応を注意深く観察することです。数ある必要なデータは､「視る」ことで正確な記録にできると思います。目標を定めて「視る」ことで、目的を達成できると言えます。「視る」ことがどこにつながるのか理解します。たとえば、患者さんが安全であるのか、目で視て確認します。このことが確実に出ない場合は、視た後の行動がとれません。看護師自身の目で確認することは、まさに「視る」ことであると言えます。

2．看護師の『看る』とは

看護師の仕事は、「看る」ことを必要としています。「看て護る」ために、これまでみてきたさまざまな「みる」が「看る」につながっているように思います。具体的に現象を「看る」ことです。

患者さんの理解力をみながらどのように理解してもらうのか考えるのも「みる力」が必要です。患者さんに安全・安楽に看護を行っていくことは重要です。よって、「みる力」を養うことは、たくさんの経験が必要です。たとえば、看護師のカンファレンスでは、さまざまな「看る力」に感銘を受けます。大変興味深い話し合いです。私はその事象をどのように看護するのかを考えます。これから看護師を目指す方は、努力と日々の訓練で「看る力」は向上していくことができます。人をみる力が人を看護することにつながっていることに気づきます。

患者さんのお世話をするには、あらゆる「みる」ことの結果で判断し行動に移すのです。それは身体的にも精神的にも働きかけるものです。「看る」ことは、看護のどのような場面においても行われています。それは、看護の場面の始めから終わりまでのプロセスを指します。看護記録を記載するときに、「看る」ことができているのか問われます。看護記録は責任を伴うもので責任があります。受け持ち患者さんの記録を記載するときは、できなかったことを反省することもあります。

3．看護師として「看る力」を養う

さらに看護判断を行うために「看る力」を積み重ねます。この看護師としての経験である「看る力」は、時間を重ねること、経験は大変役に立ちます。しかしながら、経験を積むことは時間があればできますが、油断はできません。時々、思わぬ間違いが潜んでいます。看護師の仕事は、気が抜けませんが大変やりがいがあります。私は、患者さんを「看る」ことで、私自身の知識不足を改めて考えました。医療は、日々進化を遂げています。医療を受ける患者さんの多様性を捉えるため、私自身が変化することが求められます。具体的に表現すると、いつも対応でき振り返るようにする必要があると感じます。そして、勤勉さと柔軟な考え方が求められると思います。

患者さんの理解力をみながらどのように理解してもらうのか考えるのも「みる力」が必要です。患者さんに安全・安楽に看護を行っていくことは重要です。よって、「みる力」を養うことは、たくさんの経験が必要です。たとえば、看護師のカンファレンスでは、さまざまな「看る力」に感銘を受けます。大変興味深い話し合いです。私はその事象をどのように看護するのかを考えます。これから看護師を目指す方は、努力と日々の訓練で「看る力」は向上していくことができます。人をみる力が人を看護することにつながっていることに気づきます。

茂木は「脳の処理能力が高い時のことを“フロー状態”といいますが、その状態にするためには脳をリラックスさせることが重要である」と述べています[1)]。そのことは、「みる」ために、十分な休息や睡眠をとることです。私は、毎年眼鏡の調整を行っています。若い頃より、近視はありましたが、現在に至り大変困っています。それほど「みえない」ことは、あふれる情報の処理を滞らせることであると実感しています。「みえない」環境では、意欲を高めることは難しいと思います。もちろん、みえなくても心でみることのできる素晴らしい才能にあふれた方もいます。これからもなるべくみえる工夫をしながらさまざまな判断ができる環境で過ごしたいものです。

引用文献

1）https://www.pen-online.jp/article/001105.html　視覚情報をいかすには何が必要か？　脳科学者、茂木健一郎が語る、視覚と脳の不思議な関係とは（2023年1月17日閲覧）

参考文献

1）https://business-textbooks.com/miru-difference/　社会人の教科書、「見る」「観る」「診る」「視る」「看る」の意味と違い（2023年1月10日閲覧）

「みる力」は円滑な「みる」活動と「観察力」

兵庫大学 看護学部看護学科　中村　朋子

「みる」とは

「みる」とは、日本語で「見る・観る・診る・視る・看る」で表現されます。これらは、視覚を働かせて、物の存在・形・様子・内容をとらえる、目で認める、視覚に限らず広く、感覚を働かせて、探りとらえる、世話をする、感覚でとらえたものについて、判断・評価をするなど、漢字によって異なる意味を持っています[1)]。また、英語においても、「みる」は、「look・see・watch」があり、lookは意識的に見ること、seeは視界に入る、見えること、watchは動いているものを意識的にみることを意味します[1)]。このように、日本語・英語ともに「みる」には、様々な意味をもち、目的に合わせて使い分けることができます。

では、看護師の「みる」は、どれにあたるのでしょう。私は、「看る」の世話をするという「みる」だけではなく、全ての「見る・観る・診る・視る・看る」の「みる」が求められていると思います。

「みる」ことは相手を「理解する」ための鍵

人は、「みる」等の知覚が備わっています。知覚とは、感覚器官への物理化学刺激を通じてもたらされた情報をもとに、外界の対象の性質、形態、関係および身体内部の状態を把握するはたらきであり、私たちは感覚として知覚（自覚）していると定義されています[2)]。感覚は、一般的に五感と呼ばれている体性感覚、視覚、聴覚、嗅覚、味覚に加えて、平衡覚や空腹感（おなかがすいた）などの内臓感覚があります。これらの感覚は、大脳皮質連合野において、視覚と体性感覚、視覚と聴覚あるいは前庭覚情報をはじめとする異種感覚の統合が起こることが知られています[2]。田中は、

「視覚や聴覚などの感覚は、単一感覚器ではなく、さまざまな感覚器官からの入力が脳内で相互作用することによって実現される」

という人間観を提示しており、「人は多感覚的な動物である」と述べています[3]。つまり、私たちは、複数の感覚知覚からの情報によって脳内で処理され、それらの結果に基づいた意思決定や行動として実現されるため、「みる」＝視覚が独立して存在していないといえます。

一方で、日本には「百聞は一見に如かず」ということわざがあります。「人から何度も聞くより、一度実際に自分の目で見るほうが確かであり、よくわかる」という意味で用いられており[1]、「みる」ことが理解につながっていることを示しています。レイコフも同様に、「抽象的な事柄は、人間という物差でみることによってはじめて、誰でも理解できるようになる」そして、「理解することは見ることである」と述べています[4]。要するに、「みる」ことは、私たちが聞いて（聴覚）思い描く抽象概念を、一段と分かりやすくして新たな側面として理解するための手がかりとなっているといえます。コミュニケーションで例えてみると、音声の聴覚と視覚から入力される口の動きの情報も用いられ、相手の表情やジェスチャーなど、声色で入力される情報および視覚情報と合わさって成り立ち、相手を理解しているのです。

しかしながら、近年のコロナ禍におけるマスク着用や画面上でのオンラインによるコミュニケーションでは、相手の表情が視覚情報で入り辛いため、従来に比して「みる」ことでの理解に困難感があると推測されます。

「みる力」は円滑な「みる」活動

私は、看護師に必要な「みる力」とは、意識的にみることができ、感じ考え、行動できることであると考えます。加えて、「みる」活動を円滑に行えるように、学生時代からトレーニングを行い、スキルを習得することが重要と考えます。

「みる」活動は、「視力」「両眼の運動機能」「視覚情報処理機能」から成り立っています。見たいものが「はっきり見えているか」ということだけでなく、その情報が「何であるか」を把握し、その情報に「どう反応したらよいのか」を考え、適切に行動することが「見る」という活動です。身のまわりにあるいろいろなものを見るときには、様々な視覚機能を働かせています。見たいものが「はっきり見えているか」ということだけでなく、その情報が「何であるか」を把握し、その情報に「どう反応したらよいのか」を考え、適切に行動することが「みる」という活動です[5)]。この「みる」活動が「みる力」ではないかと考えます。「みる力」は、人が生まれながらに備わっている力ではなく、トレーニングによって身についていくと考えています。そして、「みる」知覚で目の前の情報を受け入れ、それに対して情報処理を行い、問題解決や意思決定をしたうえで、コミュニケーションやケアを実施していくことが、看護における「みる力」だと思います。

「みる力」の主要な要素は「観察力」

私たちは、具体的なことは理解しやすい反面、抽象的なことはわかりにくいものです。例えば、「あれをみて」と机の上にあるものを言っても、「あれ」が何を指しているのかわかりません。また、「机の上をみて」と言ったとしても、机の上に複数のものがあれば机の上の何をみるのかわかりません。「机の上のボールペンをみて」と目的を示すことで物を意識してみます。看護では、この意識して「みる」ことが必要であり、これを看護では「観察」、「観察力」と表していると思われます。「観察」とは「物事の状態や変化を客観的に注意深く見ること」で、観察力とは「事物の現象を自然の状態のまま客観的に見る能力」を指しています[6)]。つまり、「観察力」は、具体的な細部にまで気づけることであり、トレーニングが必要なスキルの一つであるとともに、「みる力」の主要な要素といえます。

私の母は、高血圧症で毎朝降圧剤を内服しており、脳卒中リスクが高い状態にありました。汗を大量にかくことで体内の水分量が低下しやすい夏場におこりやすい脳梗塞、冬に起こりやすい脳出血、くも膜下出血、入浴時や起床時などの場面が発症しやすい時期・時間帯があります。加えて、高齢者は体温を調節する機能が低下するため常に脳卒中リスクがあります。11月に母が転倒して脳神経外科を受診した際に、陳旧性左ラクナ梗塞を指摘され、右足が上げ辛い症状にあることがわかりました。振り返ってみると６月後半から右足を若干引きずる動作がありましたが、日常生活に支障なく、毎月の内科受診での検査等に問題なかったことから、大丈夫と思い込んでいたことに気づきました。この経験から、その後は母の「変化」を注意するように心がけました。３年後の12月に左足の動きがいつもと違う「変化」が気になり脳神経外科病院を受診し、新たな右ラクナ梗塞で緊急入院となり、すぐに脳卒中ケアユニットでの治療が始まりました。私はこの経験から、「みる」ことはできていても「観察」ができていなかったと実感しました。

人は、物事が「当たり前になる」と注意力が落ち、それ以上は気づけなくなります。私は、「思い込み」や「慣れ」、「当たり前」が注意力を下げ、「観察力」を鈍くさせていたと思います。松島は、看護師の認知を妨げるバリアについて、

「何を観察すべきか分からないと観察すべき箇所を注視できない。知識、

経験がないと観察すべき箇所を注視しても認知できない」

と述べています[7)]。陳旧性ラクナ梗塞の経験から、今後どのような「変化」が起こるか可能性について考え、観察・注視すべきことを再認識し、２度目の変化への対応ができたと思います。しかし、１度目の状態「変化」に気づきながら、「疑う」ことができなかったことから、「観察力」には、「変化」だけではなく「疑う」ことも大切な要素であると感じます。

おわりに

田中は、

「多感覚のありようは発達段階や文化的環境に応じて変化する。」[3)]、

梅田は、

「人間は常に自分という壁の中でのみ思考が進んでいくので、思考の方向性は『思考のクセ』として現れる」[8)]

と述べています。即ち、「みる力」は「みる」人間の背景や思考によって異なります。これを加味した上で、「みる力」･「観察力」を鍛えることは、相手をより理解することができると共に、看護の質の向上につながると感じました。加えて、「みる力」を発揮した実践後には、誰もが共通理解するために「伝える」もしくは「言葉にする」力が必要と考えます。

引用文献

1）松村明．デジタル大辞泉．小学館．https://dictionary.goo.ne.jp/jn/（2023.3.30アクセス）

2）石田裕昭（2015）知覚．脳科学辞典．DOI：10.14931/bsd.1935.

3）田中章治（2022）顔を聞き、声を見る．共立出版．東京．p198・p202.

4）G・レイコフ M・ジョンソン/渡部昇一、他訳（1986）レトリックと人生．大修館書店．東京．p52.

5）石田亮子、田中靖（2011）発達障害のある児童生徒の特性に応じた支援の在り方－読み書き等のつまずきに対する「見る力」を高めるトレーニングの活用を通して－．https://www.saga-ed.jp/kenkyu/kenkyu_chousa/h22/10_tokubetu-sien/index.html（2023.3.30アクセス）

6）西尾実、他（2000）岩波国語辞典 第6版．岩波書店．東京．

7）松島正起、角濱春美（2020）看護観察における注視と認知に関する文献検討．日本看護技術学会誌．19．p14-22.

8）梅田悟司（2016）「言葉にできる」は武器になる．日本経済新聞出版．東京．p107.

見えないものもみる力

宝塚医療大学 和歌山保健医療学部看護学科　那須さとみ

見れども見えず

学生とともに臨地実習に出向き、患者さんに初めてご挨拶の場面があります。ここで私が毎回行うのが、学生に、
「患者さんにご挨拶に伺うので、自己紹介をしてください」
と伝えることです。複数の学生を担当するため、順に患者さんのところを回ります。全員が挨拶を終えたのち、学生たちを集めて、
「さて、患者さんについて何か気づいたことはありますか？」
と問いかけます。学生たちの回答には、緊張して自己紹介で頭がいっぱいになり何も気づかなかった学生もいれば、
「床頭台の上に、お孫さんかな？写真が飾ってありました」
「酸素吸入をされていました」
「オーバーテーブルの上にパソコンがありました。入院していても仕事が気になるのかな、って思いました」
と、興味深いコメントが寄せられます。

私は学生の観察してきた内容に相槌を打ちながら、
「ところで、環境という視点で見たとき、援助が必要だと思うことはありませんでしたか？」
と、問い直してみます。学生たちはほとんどの場合、口ごもってしまいます。私はシーツが乱れていたことや食べこぼしのシミがあったこと、そしてベッドサイドのポータブルトイレからの臭気があり、排泄物を処理する必要があることなどを伝えます。すると、学生たちは、
「なぜそれらを見つけられたのですか？」

と興味を示します。そこで私は、観察する視点や患者にとっての環境の意味、そして自身が看護師として働いた経験から得た気づきにより、観察することができることを説明します。

このような場面は、実習の初日に限らず、指導者や教員と一緒に患者さんのケアを行う際にしばしば生じます。学生と指導者、学生と教員が同じ場面を見ているはずなのに、指導者や教員には見える（気づける）患者の反応も、学生には見えない（気づけない）のです。つまり、薄井（1997）が指摘する「見れども見えず」[1] の状態です。続けて、薄井が提唱する「事実を知る知り方の概念規定」を援用して、具体的な例を挙げて説明してみます。

たとえば、患者さんが手術について主治医から説明を受ける場面に同席した際、「わかりました。大丈夫です、お任せします」と返答した患者さんが、こぶしを強く握りしめていたことを見逃さなかった指導者と、「大丈夫です」という言葉だけを聞いていた学生では、とらえるものに大きな違いがあります。患者さんが手術に対して不安を感じているという事実は、こぶしを強く握りしめるという反応として指導者の認識にとまり、資料となります。そして、この資料は、時間をおいて再度患者の反応を確認する必要があるのでは、という判断がされれば情報として活かされることになります。

> 「看護するためには、**そのことが人間にとってどういう意味をもつのか**という本質的なレベルの認識に高めてとらえる必要があろう（強調体は原文）」[2]

とも述べています。

この違いは、患者にとってどのような意味をもつのかという意識、つまり看護の視点が学生にはまだ定まっていないことを示しています。臨地実習は、目に映るものを看護の視点で認識にすくい上げる「みる力」

を涵養する場であると思います。

自分のものさしをもつ

「自分のものさしをもつ」ということは、自分自身が考え方や視点、判断基準をもっているということです。このようなものさしがあると、「見れども見えず」の状況は変わってくると思います。心理学では、「カラーバス（color bath）効果」という現象があります。これは、特定のことを意識すると、日常の中でその特定のことに関する情報が自然と目に留まるようになる現象です。このように、自分自身が意識することによって、日常生活の中での情報の取捨選択が変わってくるのです。

私は現在、大学の看護学科で基礎看護学の授業や実習を担当していますが、専門領域以外にも、新入生の基礎ゼミナールを担当することがあります。その中で、次のような簡単な実験を行うことにしています。

【実験】

①これから30秒の間にあなたの周りにある「赤いもの」を３つ探してください。

②30秒経過したら、探し当てた赤いものをメモしてください。

③では、あなたの周りにある「青いもの」はどんなものがありましたか？

学生達は口々に「えー」と言ってお互いに顔を見合わせます。

「赤いものはペンケース、友達のバッグ、靴もあったのに…」

「青色のものなんてあったかなぁ」

と言いながら、再び周囲を見回す学生もいます。ここで、「人は、自分が見たいものに意識を向けている」ということに気づいてもらうための実験であったことを伝えます。そして、この実験を通して、学生たちが看護のものさしをもつことの大切さを理解し、自分なりのケアの視点や判断基準を定めることができるようになることを期待しています。

いちばんたいせつなことは、目に見えない

サン＝テグジュペリの有名な言葉

「いちばんたいせつなことは、目に見えない」[3)]

とは、人生において、物理的な形や外見だけで判断できるものとは異なる精神的な要素、感情、思考、信念、スピリチュアルなもの、そして精神的な成長や人間関係の構築など、目に見えないものが重要であることを表しています。これらの要素は、私たちの日常生活に大きな影響を与えます。

この言葉は看護において重要な意味をもつと考えます。看護師は、患者さんの身体的な状態だけでなく、精神的な状態や感情、信念、家族や社会的な背景など、目に見えないものにも配慮しなければなりません。これによって、患者さんとの良好な人間関係を築き、患者さんが抱える問題をより深く理解し、適切なケアを提供することができます。なかでも、看護における共感性の必要性は、ナイチンゲールが『看護覚え書』のなかで強く訴えており、今日までの多くの看護文献において共感が取り上げられていることからも、その重要性をうかがうことができます。ナイチンゲールは看護の仕事について

「他人の感情のただなかへ自己を投入する能力を、これほど必要とする仕事はほかに存在しない」[4)]

と説明しています。ここでは共感という言葉は使われていませんが、目に見えない感性である共感性は、患者との感情の共有を表す言葉であり、看護師にはこの能力が大切であることを強調しています。

病むことによって非日常を体験する患者さんにとって、看護師の共感

は、行動、態度、言葉などを通じて伝わります。患者さんが自分を理解してもらえたという思いは、前向きな気持ちにつながると考えられます。一方で、看護師が患者さんに共感しないことや、不十分な共感を示すことは、患者さんの気持ちに否定的な影響を与え、望ましくない結果につながる可能性があることを認識する必要があります。

ここで、私の臨床での体験から１つの事例を取り上げてみます。看護師として３年ほどが経過し、ようやく独り立ちができるようになったころ、大型バイクの事故で腰椎を骨折して入院してきた同年代の患者さんに言われた言葉がありました。

「看護師さんにとっては、ほんの小さなこと、たとえば喉が渇いたからお茶を飲ませてください、ってことも、痛みが強くて我慢できないから痛み止めの注射をしてほしいといったことも、僕には全てが一番なんです。この訴えが大きいか、小さいかは、看護師さんの立場から見たもので、僕にとってはどちらも重要なことなんです」

この言葉は、共感という態度が単なるコミュニケーションの技法に留まらず、患者さんとの感情の共有を表すものであることを教えてくれました。それから30年以上が経った今でも、その言葉は私の心に刻まれています。

「見えないものもみる力」を養う

看護においては、まず見なければならないものを見る力が必要となってきます。これは、患者さんの全身状態やバイタルサイン、検査データなどです。これらについて観察し、判断することは、看護する上での基本中の基本となります。しかし、見えるものを曇らせてしまうものもあります。人はよく見ようとして眼鏡をかけるわけですが、誤って色眼鏡で見てしまうことがあります。つまり、先入観をもって、偏見の目で見てしまうということです。残念ながら、看護師も完璧ではありません。

先入観、偏見とまではいかなくても、ステレオタイプ的に、多くの人に浸透している固定観念や思い込みといった認識で患者さんをとらえてしまうこともあります。特に、患者さんについての情報は事実なのか、それともあなたの解釈なのか、といったことが生じます。ありのままに見ることの難しさでもあります。

人に寄り添うことを職業としている看護師にとって、相手の言動の背景にある「見えないものも見る力」が大切になってきます。先述した共感も同様ですが、客観的なものさしだけでは不十分で、ものさしで測れないものを察することができるかどうかが重要です。看護師には患者さんに寄り添いながら、その人らしい生活を支援することが求められます。自分の先入観や固定観念にとらわれず、患者さんが抱える様々な問題や痛みに気づき、それに対応するためのケアが提供できるよう、自身の観察力や感性を磨き、患者さんと真摯に向き合うことが必要です。

看護基礎教育に携わる者として、「みる力」について感じていることを、学生との臨地実習やゼミナールでの実践、そして自身の臨床実践の中から振り返ってみました。看護において大切な「みる力」とは、看護に必要とされる知識、技術、感性など多くの要素と結びついていることを再認識しました。看護は「観察に始まり観察に終わる」と言われるように、看護師は五感を使って患者さんを正しく「診る」という客観的な「観察力」が求められます。しかし、その情報を手掛かりに目に見えないものを推測する「洞察力」といった能力も必要です。見なければならないことはもちろんですが、見えないものもみる力を養っていくことが、看護師としての成長につながると考えます。

引用文献

１）薄井坦子（1997）科学的看護論第３版：日本看護協会出版会，pp100-101.

２）前掲書１）p100.

３）サン＝テグジュペリ著，河野万里子訳（2006）星の王子さま，新潮文庫，p108.

4）Nightingale, F.（1860）/湯槇ます，薄井坦子，小玉香津子，田村眞，小南吉彦（1968）．看護覚え書－看護であること看護でないこと－（改訳第７版）:現代社，p227.

「みる力」を考える

東京医療保健大学 千葉看護学部看護学科　西山由紀子

はじめに

私は、看護師として、また看護教員として数十年過ごしてきました。看護師にとって、「みる力」、すなわち「観察力」はとても重要な技術です。重要であることは理解していたつもりでした。しかし、今一度「みる力」とは何か？を考えたとき、今まであまり深く考えていなかったことに気づきました。「みる」という２文字に込められた意味と看護師として必要な「みる力」について、考えてみたいと思います。

1．「みる」とは

今回、「みる力」を考えるにあたり、「みる」という言葉を辞書で調べてみました。

広辞苑によると[1)]

みる【見る・視る・観る】

①目によって認識する

②判断する

③物事を調べ行う

④（僧の忌詞）仏前に供える花を切る

と、多くの意味を持つ言葉であることがわかりました。ただ単に目でみるだけでなく、判断する、物事を調べる、といった意味をもつ言葉であることが理解できました。「みる」という２文字の言葉に、多くの意味が含まれており、それらは看護を行う私にとって、必要かつ重要な言葉であることを再認識しました。

また、ものを「みる」という行為には、目以外の器官が関わっており、人は目でみるのではなく、脳でみていることを知りました。そのように考えると、「みる」という言葉が持つ多くの意味を理解しやすくなりました。私は今まで、何年間も看護師として、看護教員として患者さんや学生たちと接してきましたが、何となく「みる」ことを考えており、深く考えずに過ごしていたことに気づきました。私自身の普段の「みる」を考えてみると、普段の生活での私は、何気なく周りをみています。ものをみたり、人をみたり、特に何の目的もなく、ただボーっと見て過ごしていることが大半です。何気なく周りをみて、過ごしています。しかし、自動車を運転する時は、安全に運転を行うために、危険なことがないかに集中し、前方はもちろんサイドミラーで横をみて確認し、バックミラーで後方をみて確認しています。何か目的を持って「みる」ことは、様々な意味で重要であることを再認識する機会となりました。

エイミー・E・ハーマンは、

> 社会で活躍するためには、ものの見方を知ってさえいればいいのである。大事なのは、人とちがうところに目をつけ、または本来あるべきものが欠けていることに気づく事だ。それができれば好機をつかみ、解決法を発見し、警告に注意を払い、近道を見つけ、現状打開の糸口をつかみ、勝利をものにすることができる。大事な情報を見逃さずにすむ[2)]。

と述べています。この言葉から、看護においても、対象者を観察し、情報を得ることから始まります。得た情報から、対象者にとって必要となる看護を導き出し実施します。ものの見方がしっかりできれば、より良い看護へつながっていくと考えられます。

2．「ありのままみる」ということ

2020年以降、私たちはCOVID-19の感染流行により、余儀なく常時マスクをつけての生活をせざるをえない状況となりました。その生活の中で、観察することに関して不思議な経験をしました。

幸いなことに、私の担当する老年看護学領域は、実習施設の理解もあり、臨地実習を行うことができました。実習を通して、実際の対象者とお会いし、接し、コミュニケーションをとることができました。臨地実習は、学生にとって貴重な学習の場になります。実習中私は、毎日学生と接し、コミュニケーションをとり、指導をしていました。ある日学生がマスク交換の為、マスクを外しました。すると、私が思っていた（たぶん自分なりに想像していた）学生の顔とは違いました。実際にマスクを外すと誰なのかわからない感覚に陥りました。「あれ？誰かな？」と一瞬考え、その時は、正直驚きました。

私は、髪型と目だけが見えているマスク姿の学生の顔を、自分なりに想像し、勝手にイメージを作り上げていたのだと気づきました。たぶん、この目の感じだとこんな感じの顔ではないか、鼻や口元はこんな感じか、と自分なりに勝手に想像してその人の顔を作り上げていたのだと思います。「みえる」ところから「みえないもの」を勝手に想像したため、正確にみえていなかったのです。これらの事をとおして、正確に「みる」「観察」することの難しさを実感しました。

正確に観察するためには、先入観や思い込み、自分の主観をなくして、「ありのままをみる」ことが重要であると、知識では知っていました。しかし、自分自身が経験をすることによって、より実感することができました。このことは、看護において、対象者を観察する場合も共通であると考えられます。

3．看護における「みる」ことの重要性

看護において「みる」こと、すなわち観察することは、看護を実践するうえで重要な意味を持ちます。看護は観察に始まり観察で終わるといわれています。この言葉は、看護における観察の重要性を表しています。

私達は、看護を行うにあたり、対象の情報を収集します。得た情報を元に対象の理解をすすめ、必要な援助を導き出します。その為「みる」「観察」することは看護を実践するうえでの入口となります。その入口となる「観察」は五感を使って「みる」ことであると言えます。「みる」の意味の中には、もの事を調べ行うがあります。目でみることはもちろんですが、私たちは何かを観察するときに、耳でみたり、鼻でみたり、舌でみたり、手でみたりして、もの事を調べています。多くの事は、「みる」ことから始まっていると考えます。

看護における「観察」の重要性はすでに多くの方が述べられています。ナイチンゲール（Florence Nightingale）も、「看護覚え書」の13章で観察について[3)]、

> 看護師に課す授業の中で、最も重要でまた実際の役に立つものは観察とは何か、どのように観察するか、どのような症状が病状の改善を示し、どのような症状が悪化を示すか、どれが重要でどれが重要でないのか、どれが看護上の不注意の証拠であるか、それはどんな種類の不注意による症状であるか、を教えることである[3)]。

と記述し、さらに

> もしあなたが観察の習慣を身につけられないのであれば、看護師になることを諦めたほうがよいであろう。なぜなら、たとえあなたがどんなに親切で熱心であるとしても、看護はあなたの天職ではないからである。

とまで言い切っています。観察の習慣を身につけられない場合は、看護師になれないとはっきりと述べています。この言葉から、私たちは看護を行う上で、目的を持ち、対象者をじっくりと観察することが、看護師としていかに必要な能力であるかが良くわかります。「観察」は、看護のすべてではないにしても、重要な技術であり、看護師にとって不可欠な能力であることがわかります。看護を教える教員として、「みる」ことの重要性を再認識し、看護師となる学生の「みる力」を引き出す必要性を実感しました。

4．「みる力」を鍛える

「みる力」は、訓練により向上すると言われています。たしかに、学生さんを見ていると実習初日と実習最終日では、みてきたこと、みてきたものが格段に違っています。実習初日には、対象者の部屋はどのような部屋か、どのような物が置かれ、または飾られていたか、ベッドの高さ、ナースコールやスリッパの位置等、ほとんど何もみえずにナースステーションへ帰ってきます。しかし、実習が終わりに近づくと、教員や臨床の指導者でさえも知らなかったことを見聞きして報告しています。これらは、実習という実践の中で鍛えられる力です。と同様に、普段の生活や授業の中でも「みる力」を鍛えることが重要であると考えます。

今回、「みる力」について考え、看護にとっての重要性を再認識しました。看護師として看護を実践するうえで、重要であるこの力を、自らも鍛えていく必要性を感じるとともに将来を担う看護学生たちに、伝えていく必要性を感じています。

引用文献

1）新村出編．(2018)．広辞苑．第七版．岩波書店
2）エイミー･E･ハーマン著．岡本由香子訳．(2016)．観察力を磨く 名画読解．早

川書房．p21-22.

3）フローレンス・ナイチンゲール著．湯浅ます訳．(1983)．看護覚え書．現代社．
p 169．p180.

看護における「みる力」

元 純真学園大学 保健医療学部看護学科　原　　理恵

「みる」ことの意味

看護の「看」という漢字は「手」を書いて、その下に「目」と書きます。対象をよく見るという意味があります。また、目の上に手をかざしてものを「みる」という意味もあるようです。この「手をかざす」というのは遠くをしげしげとみる時の動作であり、そこから「見抜こうとする」「見守る」という意味も持つようになったと言われています。

看護教員として学生さんと臨地実習へ赴いていた時には、看護学生さんに「患者さんをよく見てね」と伝える場面がとても多かったと記憶します。この「よく見る」という言葉の解釈を「観察する」と捉える学生は多く、例えば術後の患者さんを受け持つと創部の治癒状態や身体症状をしっかりと観察し、日々変化していく全身状態をアセスメントしていく、といった具合です。もちろんこれは間違いではありませんし、むしろ適切な大切な看護だと思います。このように学生さんは、患者さんの全身状態の観察、把握をすることに必死になる傾向にあります。これは致し方ないことだと思いますが、この傾向は、例えば学生さんが慢性期にある患者さんを受け持った場合でも同じようなことが言えます。目の前に存在する「患者さん」を見ているようで見えていない。目に見えていること、実在していること、患者さんが発言することについてはよく見ることができますが、目に見えないこと、患者さんの発言の意味、患者さんの心の中までを見ることはなかなか難しいと言えます。

新人看護師のみる力～受け持ち患者さんとのエピソード～

ここに、ある新人看護師と患者さんのエピソードを紹介したいと思います。この新人看護師は、私が看護大学の教員になった当初の学生さんでした。本人に許可を得ましたので、この新人看護師が経験したエピソードを皆さんと共有できれば嬉しく思います。

ある日の朝、患者さん（以下、Ａさん）の担当であった新人看護師（以下、看護師）は、病室へ行き、いつものように挨拶をしました。
「今日のお昼間の担当の○○です。よろしくお願いします」
するとＡさんは、笑顔で
「よろしくお願いします」
と返事をしてくださいました。Ａさんは、70代で舌にがんが見つかり、手術を受けるために入院をされていました。その手術を明日に控え、看護師はＡさんの手術前の準備を進めていました。夕方、主治医からＡさんとご家族に手術前最後の説明とＡさんの意思を確認するICが行われました。看護師は、手術の準備を整えるためにICを終えたＡさんの病室を訪ね、こう聞きました。
「主治医からの説明で分からなかったところはありませんでしたか？」。するとＡさんは「大丈夫です」とそう答えました。しかし、Ａさんとは視線が合わず、その表情はわずかに強張っているように見えました。看護師は、何かおかしいと思い、言葉を変え何度か声を掛けました。すると、強張っていたように見えていたＡさんの表情がみるみる崩れ、
「先生（主治医）の話を聞いていて怖くなったんです」
と涙があふれ出てきました。看護師は、初めての経験にどうすればいいか戸惑いながらも、とっさに患者さんのベッドサイドに腰を下ろしました。するとＡさんは、今日までの色々な思いをゆっくりと話し始めました。働き始めて半年もたっていなかった看護師は、その思いにどのような言葉を掛ければいいのか分からず、涙でぬれたＡさんの手をただただ

さすりました。どれくらいの時間が経っていたのか分かりませんが、気が付くとＡさんの涙がとまっていました。そして、Ａさんは、看護師の目を見て「あなたの手温かいね」と少しの笑顔を見せてくださいました。そのあと、Ａさんは
「明日は頑張って手術受けないとね」
とそう返事をしてくださいました。

新人看護師のみる力の意味とその役割

このエピソードは、看護の「看」を体現したような場面です。そして、まさにこの看護師の「みる力」が患者さんへの看護として大きな役割を果たしていると言えます。このエピソードについて、私の考えを書き記しておきたいと思います。

まず、この新人看護師の「みる力」「気づき」「観察力」、そして、患者さんへ常に向けられている関心が素晴らしいと感じます。「いつもと違う」「なんだか違う」と自身の直感を見逃さずにキャッチし、それを行動に移します。Ａさんに何度も言葉を変えて問いかけ、患者さんの気持ちを引き出そうとしています。忙しい勤務中にあって、見過ごす看護師もいる場面かと思います。新人の看護師であればなおのことです。しかし、逃さずに声を掛けています。そして、涙があふれる患者さんの話を聴こうとベッドサイドへ腰を下ろします。手術への不安と、でも手術を受けなければおそらく完治しない、という患者さんの複雑な気持ちも理解して
『もっとあなたの話を聴かせてほしい、相談に乗りたい』
という看護師の気持ちを体現しているのだと思います。そしてこの時、看護師は、涙を流すＡさんに何と声を掛けたらいいのか分からなかったと言っています。おそらく彼女（看護師）は、
『看護師は患者自身になることはできない、患者さん本人にはなれない

から、患者さんの本当の気持ちを100%理解することは不可能だ』
と思ったのだと思います。さらに
『この場面で自分がどんな言葉を返してもきっと薄っぺらな言葉になってしまう』
とも。それで彼女（看護師）は、とっさに言葉ではなく、涙でぬれた患者さんの手に触れ、さすったのだと思います。患者さんの手に触れて見えたもの、彼女（看護師）から患者さんに伝わったものは何だったのでしょうか。きっと、不安と恐怖で押し潰されそうな患者さんの気持ちを感じ、その患者さんの手を優しくさすりながら
『あなたの気持ちを理解して寄り添いたい』
『あなたを決して一人にはしない』
『あなたの素直な気持ちを聞かせてほしい』
という気持ちと、安心を伝えたのではないでしょうか。

患者さんの些細な反応に気づける『みる力』、その裏にある患者さんの心を見抜く力、そして涙を流す患者さんへのタッチング、私はこのような対応が咄嗟にできる新人看護師の『みる力』に大きな拍手を送りたいと思います。

トラベルビー（Travelbee, J.）は、

> 看護は「人間対人間のプロセス」であり、単に「できるだけ高い適正な健康水準」を取り戻すよう援助することのみではなく、「病人が病気・苦痛・痛みの体験のなかで意味をみつけるよう[1)]」援助することだ

と述べています。先程のエピソードの患者さんは、自分が手術を受けることの意味や手術を受けたあとの人生や価値について、患者さん自身で『意味を見つける』ことが出来たのではないかと思います。この新人看護師の「みる力」は、患者さん自らの決断のもとで、患者さんが一歩前に踏み出せる力を持てるような関わりにつながっており、大切な看護の役

割を果たしているのだと言えます。

引用文献

1）トラベルビー，J. 人間対人間の看護．長谷川浩ほか訳．医学書院，1974，p236.

これからの「みる力」

四條畷学園大学 看護学部看護学科　原田　雅義

様々な「みる」

「みる」という言葉を漢字にすると、「見る」、「観る」、「視る」、「診る」、「看る」など様々な標記ができます。広辞苑第７版（2018）によると、「見る」、「観る」、「観る」は「自分の目で実際に確かめる。転じて、自分の判断で処理する意」と記載されています[1)]。「診る」は、診察する。との意味に限定されるとのことです。しかしながら､「看る」という表現は記載されておらず、辞書的な明確な意味はありませんでした。このことから、看護師にとって重要な「看る」という表現はあまり一般的には用いられる表現ではないのかと改めて感じました。

しかし、私は看護師にとっての「看る」という意味は様々な意味を含んでいる重要な言葉であるのではないかと思います。

看護学生の時に「看る」は「手」と「目」で出来ているから、看護の本質を表していると授業で聴いたことを今、改めて思い出します。

看ることの原点

私は看護師にとって、Florence Nightingaleの『看護覚え書』は切っても切れないものであると感じています。Florence Nightingaleは、看護覚え書の中で、

「ところで看護婦は、これとおなじように患者の顔に現れるあらゆる変化、態度のあらゆる変化、声の変化の全てについて、その意味を理解《すべき》

なのである」[2]

と述べています。Nightingaleのこの部分は私の患者の想いを知り、応えるという看護観や教育観とも一致する部分があり、看護学の教育に携わるなかでも大切にしている部分です。

看護師にとって観察は患者さんの状況を捉え、看護を提供するために必要な不可欠なことであると考えています。そのため、患者さんの状況を的確に捉える力が非常に重要であると感じています。

私にとって、この出来事の原点になったのは、看護専門学校で成人看護学の慢性期実習での患者さんとの関わりです。その患者さんは入院により、一時的にADL（日常生活動作）が低下していましたが、私と関わる頃には車椅子で一緒に散歩に出かけることが出来るほどにADLは拡大していました。患者さんと一緒に病院のバルコニーの庭園に出かけた際に、病室では見られない程の明るい表情をされ、その時に咲いていた紫陽花を見られ、
「家のは誰も見ていないから可哀想」
と涙ぐみながら、仰っていました。その時の患者さんの表情の変化は今でも忘れることができません。この実習の内容は看護専門学校の卒業研究としてまとめる際に、改めて、看護覚え書を読んだ際に、Nightingaleが

「患者の眼に映る色々な物の、その形の変化や色彩の美しさ、それはまさに、患者に回復をもたらす現実的な手段なのである」[3]

と述べている部分にまさにこのことだと共感したのを記憶しています。この卒業研究をまとめる際に改めて患者さんのわずかな変化に気付くことが大切だと感じました。そして反対に、患者さんにとっても、「見る」ことは回復に非常に重要であると気付きました。

学生の感性を磨くこと

私は学生時代に教員や指導者から頻回に、
「あなたは患者さんではなく、病気をみている」
と指導を受けました。実習をしていた当時はこの意味がよく分かりませんでした。しかし、前述の卒業研究をまとめ、看護師として勤務する中で、徐々にではありますが、当時の教員や指導者の指導について理解できるようになり、今では自身への戒めとして、大切にしています。

現在、私は看護系大学で教員として看護学を教えています。その中で、特に感性教育を大切にしており、患者さんの想いを気づき、理解できるような看護師を育てたいと強く考えています。感性を磨くには患者さんと関わり、わずかな変化に気付くことが非常に重要であると考えています。そのため、学生に対しては、患者の観察をしっかりと行い、わずかな変化でも気づけるように注意して観察するように指導をしています。看護教育者のBennerらは『ベナー　ナースを育てる』の中で、

「熟練を積んだ看護師や看護教育者たちは、患者ケアの場での光景、音、におい、不快感などに対応することを、いつ学んだのか忘れていることが多いが、そうした環境にはじめて対応を強いられる看護学生にとっては、たとえば汚物やその他の体液などのにおいや、病院内にしばしば漂う不快なにおいへの対応は困難なものである。学生は、汚物などのにおいを、不快なものあるいは社会的タブーとしてとらえるのではなく、ごく一般的なものとして、自分の解釈を再形成しなければならない。感覚の再訓練は患者のアセスメントや弱い立場にある患者を受け入れることにとても重要だ。（中略）感覚的なものに関する学生の反応に注意を払えば、教育者や臨床の看護師たちが、五感を再訓練する方法を学生に教えてあげることができ、また、その五感をアセスメントする方法を教えることもできるのだ」[4)]

と述べており、学生の感性を磨くことが看護にとって非常に重要と考えていることが伝わってきます。このことからも学生の感性を磨き、得た情報をアセスメントする力を身につけることが、看護師としての基礎的能力に繋がるのではないかと考えています。

看護を学ぶ学生にとって、看護学に興味、関心を向けることが現在の一番の課題ではないかと感じています。学生にとって、看護学は初めて学ぶ学問分野です。そのため、看護学が難しいと思えば、興味を失ってしまうことも推察されます。学生に興味、関心を持って看護学を教えるにはどのようにしたらよいのか、日々模索しています。私自身、看護学は非常に興味深い学問であると感じており、この想いを学生に伝え、よい看護師を育成し、社会に多く出すことが出来たらと強く願っています。

学生と日々関わる中で興味があることに関しての吸収力は目覚ましいものがあると感じています。その興味を看護学に向けることが出来れば、非常に大きな伸びしろがあると考えています。

学生によって個別性はありますが、このコロナ禍において、臨地で実習を受けることが出来なかった学生にとって、患者さんの療養環境を理解し、看護学に興味を示すことに時間を要することも、興味そのものを抱かないことも、やむを得ないことなのかも知れません。だからこそ、患者さんと関わる機会を大切にして欲しいと日々感じています。

患者さんと関わった学生は眼の色が変わることをこのコロナ禍での実習で改めて感じています。実際の患者さんを「見て」、「聴いて」、「感じる」ことで学生の感性を磨くことが効果的に出来ると感じています。経験に勝るものはないと改めて感じました。

また、学生にとっても決まったコミュニティでの人間関係のみでは辟易することもやむを得ないのではないかと感じます。前述したNightingaleの『看護覚え書』で患者が様々なことを「見ること」が刺激となり、回復力を高めることに、学生の成長も共通するのではないかと思います。

これからのみる力

2020年から流行した新型コロナウイルス感染症は今年、５類感染症に移行することが決定しました。この３年もの間、人々はマスクを着用することが当然となり、表情を読み取ることが困難になっています。病院においても、入院中の患者さんでもマスクの着用を求められており、看護師の「看る力」を発揮し、患者さんに応えることが難しくなっているように感じます。

改めてこの３年の間に失ったものは大きいのではないかと感じています。しかし、看護師は観察を疎かにすることは出来ないと感じています。表情が読み取れないのであれば、患者さんの表情以外の様子を看て、アセスメントした上で看護に繋げることが必要だと感じます。ピンチをチャンスに変えて、限られた時間で、限られる部分で、患者さんの様子を看て、応える能力を磨くことができるのではないかと感じます。

感性を磨くことは一朝一夕でできるものではないと思います。私達、看護学の教育に携わる立場においても感性を磨き続ける努力が必要ではないかと強く感じています。

そのためにも、私達も視野を広げ、様々なことを「みる」力を養っていかなければならないと思います。

今後の看護学の発展のために

このコロナ禍で多くの実習がやむを得ず、学内等での代替実習となり、シミュレーションの使用が増えたと感じています。私はシミュレーションを使用することに関しては、学生の知識、技術の統合に非常に有用であると感じています。しかし、シミュレーションばかりではなく、実際の患者さんと関わって経験し成長できるものには敵わないと感じています。実際の患者さんと関わることでどう対応してよいのか困ることを経験したり、わずかな表情の変化、身体の変化に気付いたりすることで、看護師として、より一層成長できると私は考えています。

看護の仕事はAIには出来ない仕事であると言われています。だからこそ、患者さんのわずかな変化を「看て」気付くことが出来るように学生時代から感性を磨いていく必要があると思います。患者さんの「いつもと違う」ということを看て感じ取り、看護に活かしていって欲しいと考えています。そのためにも、学生に患者さんの変化に気付けるように感性を磨くための教育を今後も続けていきたいと考えています。

また、看護学の発展に微力ではありますが、寄与できたらと考えています。私自身も様々な視点を持って、視野を広げながら今後も教育・研究に取り組んで行きたいと考えています。

引用文献

1）新村出（2018）：広辞苑　第7版，岩波書店，東京都，p2840.

2）Florence Nightingale（1860）/薄井坦子・小玉香津子他訳（2000）：看護覚え書－看護であること・看護でないこと－ 第6版，現代社，東京都，p228.

3）Florence Nightingale（1860）/薄井坦子・小玉香津子他訳（2000）：前掲書，p106.

4）Patricia Benner, Molly Sutphen, Victoria Leonard, Lisa Day（2010）/早野ZITO真佐子訳（2011）：ベナー　ナースを育てる　第1版，医学書院，東京都，p259.

参考文献

1）ソワニエ看護専門学校編（2008）：2007年度卒業研究論文集録，ソワニエ看護専門学校，岡山県.

看護師の知覚と行動に介在する表象空間と「みる力」
－知覚行動看護学の観点からの提案－

東京都立大学大学院 人文科学研究科人間科学専攻心理学分野 博士後期課程　菱谷　怜

『看護の危機と未来』[1)]という書籍の中で、川島みどり先生は、昨今の看護が、IT化によって“手を出さない看護”に変化していることを危惧しています。また、バーコードで患者認証を行うなど、機械的な効率化によって、患者の個別性が重視されなくなっていることも指摘しています。この書籍が出版されたのは10年以上前ですが、その後の日本の看護の現状として、看護師不足が憂慮されている一方で、特定行為研修制度が開始される等、看護師の役割は多様化しています。看護師に備わっている力、特に、本書のテーマ「みる力」について考えることは、現在の看護職のあり方を見つめ直すきっかけになると思います。

外界の情報を空間的に「みる力」

看護における「みる力」の基礎の形成には、看護学生時代の経験も関わっています。看護学生は、初めての看護学実習を通して、臨床現場の「空間の見え方の変化」が生じる場合があります[2)]。実習開始当初、病棟内の場所や物品の配置は、看護学生にとって、脈絡のないものに見えたとしても、短い実習期間で、それらが自身の行動と繋がりがある、脈絡がある場所、配置として捉えられるように変化するのです[2)]。これは看護学生たちの語りから現象学的に解釈されたものですが、この学生たちには、どのような変化が生じていたのでしょうか。

「空間の見え方の変化」という表現は、研究者らが現象を記述するために用いた比喩ではありますが、もしかすると、看護学生が知覚した情報と、頭の中（表象内）の空間の結びつきが変化したことによって、実際に、「空間の見え方の変化」が生じた可能性もあります。これまで、ヒトは様々な情報を空間と結びつけて捉えている現象が示されてきました。例えば、西洋文化では、小さい数字は左側に、大きい数字は右側に、空間的に結びついたイメージを持っていると考えられています[3)]。さらに、小さい数字に対しては右側の反応よりも左側の反応の方が速く、大きい数字に対しては左側の反応よりも右側の反応の方が速いことも知られており、数値のような量的な情報は、空間的な結び付きがあり、ヒトの反応にも影響を及ぼします[3)、4)]。また、時間[5)]や重さ[6)]などの量的情報や、曜日[7)]やアルファベット[8)]などの順序で表される概念も、表象空間との結合があることが示唆されています。数量的な概念の水平方向（または、垂直方向や奥行き方向[9)]）における空間マッピングは、成人以外にも、新生児[10)]や、ゴリラやオランウータンのような類人猿[11)]、さらにはハチ[12)]にもある可能性が報告されています。このような表象空間が関与する知覚は、生物に備わった生得的な機能なのかもしれませんが、一方で、右から左に読み書きをする文化では、表象空間内での数値のマッピングが西洋文化のそれとは逆になっており[3)]、その文化の中で習慣的に学んできた知識によって、後天的に、量的情報と空間との結合が変化することが考えられます。現在では、表情[13)]やリスク[14)]などの、より抽象的な概念の表象空間に関する研究も報告されています。医療においては、痛みを表すフェイススケールが左から右にかけて段階的に描かれていますが、この配置の馴染みやすさは表象空間と関係があるかもしれません。このように、もし、様々な概念がヒトの表象空間と結合しており、それが個人や状況に応じて柔軟に変化するのだとしたら、比喩的に表現された「空間の見え方の変化」という現象は、看護学生が知覚した対象に関する空間マッピングの変化を反映したものと考えることができます。

知覚した情報と空間との結合に関して、その実体が看護の文脈では確認されていない中、推測的な議論を進めました。それでも、次節以降で紹介するように、ヒトは、文脈に応じて、表象空間を柔軟に変化させることができ、さらにその表象は身体化されている可能性があることは、注目に値します。

文脈によって変化する「みる力」

看護学生時代を経て、病棟で勤務し始めた若手看護師は、臨床現場の多重課題や時間的な制約、優先順位を考えなければいけない状況など、様々な外的要因によって、注意が散漫になってしまったり、観察力や判断力が低下してしまったりする状況を経験します[15)]。また、人手や時間が不足するような状況では、本来であれば実施した方が良い業務を実施しない、または最低限に留めてしまう場合があります。必要なケアが省かれる頻度は、転倒や褥瘡などの発生頻度と関連する[16)]ため、多忙な状況下で、いかに実践するかは、看護師にとって普遍的かつ重要な課題の１つです。特に、時間的制約が生じる場面に着目したThompsonらの研究では、時間的制約によって、看護師の急変リスクに関する判断能力が低下してしまうことが報告されています[17)]。この研究では、看護師にバイタルサイン等の患者情報を見せ、急変リスクについて判断させています。時間的制約がある状況では、制約がない状況よりも、リスクの弁別能力が低くなっていた[17)]ことから、状況の変化が、看護師の知覚情報処理に影響することが推察されます。

前節の表象空間に話を戻しますが、リスクが空間と結合（左空間に低リスク、右空間に高リスク）している[14)]ように、医療現場における急変リスクのような、単位をもたない概念もまた、ヒトの表象内で空間的にマッピングされている可能性があります。このような表象空間は文脈によって柔軟に変化すると考えられており、例えば、定規（小さい数字が左、大きい数字が右になるように配置されている）が呈示される場合と、アナログ時計（小さい数字が右、大きい数字が左に配置されている）が呈示される場合とでは、数値の大小の評価に基づく空間マッピングが逆になることが報告されています[18]。さらに、ヒトの表情を識別する課題においても、幸せ顔を検出するよう求められた場合と、怒り顔を検出するよう求められた場合では、表象内における表情のマッピングが逆になることも報告されています[13]。したがって、ヒトは与えられた状況において、適応的な反応をするために、柔軟に表象空間を変え、外界の状況を「みる」のだと考えられます。

推測の域を出ない提案ではありますが、看護師においても、時間的制約がある文脈では、そうではない状況と比べて、知覚した内容（バイタルサイン等の患者情報など）と空間との結合に変化が生じたのかもしれません。文脈の変化に応じて、リスクが高いと考えるべき情報（もしくは、その逆の情報）の空間マッピングの変化によって、看護師の弁別能力も変化したのではないか、という表象空間の存在とその変化の可能性を想定することは、看護師の「みる力」の理解を深める手がかりになると考えています。

身体化された「みる力」

ここまでは知覚された情報と表象空間との結び付きの観点から、看護師の知覚－行動について推測してきました。これに加えて、表象空間と概念の結合は、身体化されていることも挙げられます。例えば、足し算（量的に増えていく計算プロセス）は、自身がエレベーターに乗って上昇している時に速く、引き算（量的に減少していく計算プロセス）は、エレベーターで下降している時に速いことが報告されています[19]。つまり、空間における身体全体の経験が、量的情報の処理と相互作用していることが考えられます。別の例として、運動後の（疲労した）状態では、目の前にある坂道の傾斜をより大きく知覚しやすく[20]、身体状況に応じた柔軟な情報処理が知覚や判断、行動に繋がっていると考えられます。

さらに、看護師の臨床判断モデルを提案したTannerは、看護師には、自身の行動に対して、患者がどのように反応しているかを読み取り、自身の行動を調整する能力が必要であることを述べており[21]、看護における行動とその結果の結びつきについて知覚する機能の重要性が窺えます。ヒトは、与えられた情報に基づいて単純に反応するだけではなく、その反応と結びついている結果が、反応の選択に影響しています[22]。環境における刺激の知覚と行動には双方向の結びつきがあり[23]、行動が顕在化する前に、行動が及ぼす結果を知覚することが、行動に影響を与えるという逆説的な関わりが存在する可能性があります[22]。もし患者の訴えに対して、患者の反応も考えずに“反射的”な看護をした場合、それは短絡的であるように思えます。一方、自身の行動が導く結果を意識的もしくは非意識的に考えることは、それ以外の行動も踏まえた看護師の行動選択に影響するでしょう。そのため、看護師においても、行動が及ぼす結果の知覚は重要であり、知覚情報と、身体が介在している行動の双方向の関わりが、現場での判断に関わっていると考えられます。

ここまでの内容をもとに、飛躍を恐れずに述べると、看護師は、知覚した情報を表象空間内にマッピングしており、空間上の位置関係に基づく情報同士の結合の強さが、臨床判断の速さや正確さに影響すると考えています。看護場面における情報をどのように表象空間にマッピングしているか、それは経験によって左右されると思いますが、そのような知覚表象は看護師の行動に影響するとともに、看護師の行動もまた知覚表象に影響することが予想されます。

おわりに

看護師の知覚－行動系情報処理過程における機能的特徴を実証的に明らかにし、「みる力」の本質を知ることは、機械的な効率化が図られる風潮の中で、短絡的な看護にならないように、改めて看護を見つめ直すきっかけになるかもしれません。また、看護師の潜在的な力を捉えるための研究は、人材不足や役割の多様化の中、看護師の今後の可能性や、担うべき役割の探求にも繋がると考えています。表題の「知覚行動看護学」は、筆者が個人的に標榜したものですが、このような視点で研究を進めることが、看護師の「みる力」を知り、育むための一助になれば幸いです。

謝辞

本稿の執筆にあたり、貴重なご意見を賜りました東京都立大学知覚行動科学研究室の石原正規教授に心より感謝申し上げます。また、本稿の着想は、JST次世代研究者挑戦的研究プログラムJPMJSP2156の支援を受けた研究に基づくものです。

引用文献

1）川島みどり(2009).『看護の危機と未来 今、考えなければならない大切なこと』ライフサポート社.

2）菊池麻由美・羽入千悦子・佐竹澄子・青木紀子 (2016). 初めての看護学実習における学生の臨床の見え方の変化 日本看護学教育学会誌, 26（1）、1-13.

3）Dehaene, S., Bossini, S., & Giraux, P. (1993). The mental representation of parity and number magnitude. *Journal of Experimental Psychology: General,* 122 (3), 371-396.

4）Walsh, V. (2003). A theory of magnitude: Common cortical metrics of time, space and quantity. *Trends in Cognitive Sciences,* 7 (11), 483-488.

5）Ishihara, M., Keller, P. E., Rossetti, Y., & Prinz, W. (2008). Horizontal spatial representations of time: Evidence for the STEARC effect, *Cortex,* 44, 454-461.

6）Dalmaso, M., & Vicovaro, M. (2019). Evidence of SQUARC and distance effects in a weight comparison task. *Cognitive Processing,* 20, 163-173.

7）Gevers, W., Reynvoet, B., & Fias, W. (2004). The mental representation of ordinal sequences is spatially organized: Evidence from days of the week. *Cortex,* 40, 171-172.

8）Gevers, W., Reynvoet, B., & Fias, W. (2003). The mental representation of ordinal sequences is spatially organized. *Cognition,* 87, B87-B95.

9）Winter, B., Matlock, T., Shaki, S., & Fischer, M. H. (2015). Mental number space in three dimensions. *Neuroscience and Biobehavioral Reviews,* 57, 209-219.

10）Giorgio, E, D., Lunghi, M., Rugani,R., Regolin, L., Barba, B, D., Vallortigara, G., & Simion, F. (2019). A mental number line in human newborns. *Developmental Science,* 22, 1-10.

11）Gazes, R. P., Diamond, R. F. L., Hope, J. M., Caillaud, D., Stoinski, T. S., & Hampton, R. R. (2017). Spatial representation of magnitude in gorillas and orangutans. *Cognition,* 168, 312-319.

12）Giurfa, M., Marcout, C., Hilpert, P., Thevenot, C., & Rugani, R. (2022). An insect brain organizes numbers on a left-to-right mental number line. *Proceedings of the National Academy of Sciences of the United States of America,* 119 (44), 1-8.

13）Holmes, K. J., & Lourenco, S. F. (2011). Common spatial organization of number and emotional expression: A mental magnitude line. *Brain and Cognition,* 77, 314-323.

14）Macnamara, A., Loetscher, T., & Keage, H. A. D. (2019). Judging risk magnitude: walking to the left and base jumping to the right. *Experimental Brain Research,* 237, 653-662.

15）菱谷怜・野崎真奈美・永野光子 (2022). 若手看護師の看護実践を困難にさせるメンタルワークロードが生じる状況 人間工学, 58（1）、19-30.

16）Schubert, M., Glass, T. R., Clarke, S. P., Aiken, L. H., Schaffert-Witvliet, B., Sloane, D. M., & De Geest, S. (2008). Rationing of nursing care and its relationship to patient outcomes: the Swiss extension of the International Hospital Outcomes Study. *International Journal for Quality in Health Care,* 20 (4). 227-237.

17）Thompson, C., Dalgleish, L., & Bucknall, T. (2008). The Effects of Time

Pressure and Experience on Nurses' Risk Assessment Decisions. *Nursing Research,* 57 (5), 302-311.

18) Bächtold, D, Baumuller, M., & Brugger, P. (1998). Stimulus-response compatibility in representational space. *Neuropsychologia,* 36 (8), 731-735.

19) Lugli, L., Baroni, B., Anelli, F., Borghi, A. M., & Nicoletti, R. (2013). Counting is easier while experiencing a congruent motion. *Plos One,* 8 (5), 1-8.

20) Proffitt, D. R. (2006). Embodied perception and the economy of action. *Perspectives on psychological science,* 1 (2), 110-122.

21) Tanner, C. A. (2006). Thinking like a nurse: A research-based model of clinical judgement in Nursing. *Journal of Nursing Education,* 45 (6), 204-211.

22) Gozil, D. G., Huffman, G., & Pratt, J. (2016). Acting and anticipating: Impact of outcome-compatible distractor depends on response selection efficiency. *Journal of Experimental Psychology: Human Perception and Performance,* 42 (10), 1601-1614.

23) Prinz, W. (1997). Perception and action planning. *European Journal of Cognitive Psychology,* 9 (2), 129-154.

職業人の目で見る

関西国際大学 保健医療学部看護学科　福西さだ子

看護学生がみた患者の輝いた瞳

臨地実習で受け持たせて頂いた患者様と看護学生とのエピソードについてお話しします。

「わぁ、気持ちいい」

患者さんは外を見ているだけなのに、キラキラと目を輝かせて言った。私はこの言葉を発した患者さんの表情が、今でも頭の脳裏に焼き付いている。

それは、看護学生として初めて受け持たせていただいた患者さんの、術後二日目のことだった。

リハビリ室に行くまでの道やそこから眺める景色。目に入ったものを、一つ一つ言葉に表していく姿。今まで見たことのない無邪気な表情。私はその姿を見て、あっと驚いたと共に、新たな一面を発見できた嬉しさが込み上げてきた。

病室で接する患者さんは、どこか私に、気を使っているようで毎日が退屈そうだった。カーテンで仕切られ、見える景色は変わらない日々。患者さんは、病室で何度も何度も

「自分の足でトイレに行きたい」

と言った。体力も落ちてきついはずなのに、リハビリを意欲的に取り組んでいた。ゆっくりだが一歩一歩、自分の足で床を踏みしめながら、前に進んでいく。

リハビリの休憩中、大きな窓から見える風景を、前のめりになりながら

ずっと見ていた。路肩に咲いている花、遠くに見える看板を見て、患者さんは独り言のように小さい声で呟いた。初めはキラキラしている表情ばかり印象に残っていた。しかし、時間がたつにつれ、私にはどこか、自慢げに話しかけているようにも聞こえた。遠くにある文字もちゃんと見える、患者さんからまだまだ私は元気と言われているようだった。

患者さんは「外の空気は新鮮。太陽の光を久しぶりに浴びられて気持ちがいい」と言い続けた。

外の空気を毎日吸っている私にとって、患者さんの表情が自分の想像を遥かに超えたものであり、そして何よりも、私が当たり前だと思っていたことは、患者さんにとって、当たり前のことではなく、唯一の楽しみだということに気づいた。

基礎看護学実習で初めて受け持たせて頂いた患者様でした。毎日一生懸命、学生が関心をもって関わり続けただけでなく学生としての立場を超えて一人の人間として患者との信頼関係が築けていたように思います。私が訪室すると、いつも学生と患者様との間には柔らかく穏やかな空気が流れていました。

「わあ、気持ちいい」という何気ない一言や患者を見ても決して気づけない小さな変化でしたが、関係を築いたその学生が見たからこそ、日々の患者の変化を見逃さず心の変化にも気づくことができたのではないかと思います。

『看る』の文字の意味

私が看護学生になって最初の授業で看護の『看』という字が“手”と“目”という２つの文字で表されていることを知りました。看護は人の手の温もりと優しい眼差しで患者様に援助していく仕事なのだと先生が語って下さり、改めて看護の尊さに心躍ったことを今でも鮮明に覚えています。私は看護という文字の意味を胸に刻みながら看護師となり経験を積んでいく中で、手の温もりと優しい眼差しだけでは留まらないそれ以上のもっと奥深い意味があるのではないかと考えるようになっていました。ただそれは何なのかは分からず自分の中で整理できずにいました。

その後、教育の道に進み看護教員となりましたが、学生達に看護について話す際、かつて私が学生時代に先生から教えられたように「看護」という文字の意味を同じように伝えることをしませんでした。なぜならまだ文字の意味が漠然としたままで学生に自信をもって伝える準備ができていなかったからです。

その当時、医学概論の講義に来て下さっていた病院長と講義後にいつもお茶を飲みながらお話しさせて頂く機会がありました。いつも朗らかでユーモアたっぷりの院長先生のお話は医療に留まらずご自身の様々な体験やエピソードもお聞きでき毎週のその時間がとても楽しみでした。

ある日のこと、院長先生から

「君は看護の『看』という文字はどういう意味だと思うのかね？」

と尋ねられました。

「『温もりある手と温かい眼差しで患者様をみる』と言われておりますが…」

とお伝えしましたら、

「看護師さんにこの質問すると皆そう答えるが、僕は違うと思うのだよ」

とおっしゃられました。その言葉に驚き何も言えずそのまま院長先生のお顔を見ますと真剣な表情で

「看護の“手”と“目”は僕の中では、看護師は遠くまで見ようと片手を額にかざして360度見渡している冷静な姿なのだよ」

とおっしゃられました。目から鱗が落ちるとはこういう事なのかと今まで悶々としてきたことが腑に落ちた瞬間でした。院長先生にとって看護師は「冷静に全てを見通せる人である」と考えておられました。続けて

微笑みながら
「僕がいつも思うのはね、患者にとって病気を治す医者が偉いのではなくて看護師さんの存在なしでは何もできないのが本当の僕たち医者なのだよ。だから看護が担っていることは医者よりもっと尊いものだし冷静な目で状況を把握して医者を助けてくれていつも感謝しているのだよ」と言って頂きました。
『看る』という文字には、看護の原点があると思います。医療チームの一員としてその場の状況を冷静に全て見通す存在であるということ、そして温かい手をさしのべ優しい眼差しで思いやり、患者様に関わろうとするときの基本が示されています。頭は冷静に心は温かく、患者様の看護を提供する看護という文字の意味を学生に伝えていきたいと思います。

プロフェッショナルになりたいなら

ドイツの哲学者ニーチエは、

「何かのプロフェッショナルになろうとするのなら、あらかじめ克服しておかなければならないことがある。それは、性急さ、短気さ、報復欲、情欲だ」[1)]

と述べています。
医療現場においては、患者の生命を左右するような色んな状況があってかなり強いプレッシャーがかかるような状況があります。そういった時でも私たちはプロフェッショナルとして感情を乱すことなくどんな時でもいつもと同じ行動がとれるということではないかと思います。そのためには自己洞察を繰り返し自分が何を感じていたのかを自分自身で知っていくことが大事で「自分を見る力」が必要なのではないかと思います。

私は看護師１年目で救命救急センターに配属されました。ひっきりなしに救急車で運び込まれる重症患者と家族と向き合う過酷な日々の中で、看護とは何かと自問自答を繰り返す日々でした。多忙な業務をこなすことに精一杯でベッドサイドに行っても患者様を見る余裕もなく真っ先にモニターや点滴、ドレーン・尿量だけを見て病室を去るようになっていました。そして、看護のやりがいや楽しさもなく先輩看護師に注意を受けてはできない自分に落ち込み心身ともにどんどん疲弊していきました。

ある日、ベッドサイドにしゃがんでドレーンパックを見ていたら、突然涙が溢れ一人泣き崩れてしまいもう看護師辞めようと思った瞬間、人形のような真っ白な透き通った細い手が私の目の前に現れました。びっくりして顔を上げると女性が微笑んでベッド柵の隙間から手を伸ばして弱弱しく『だいじょうぶよ』と私の頭をなでてくれていたのです。その女性患者は自殺未遂で運び込まれた方でした。

患者の顔も見ず点滴やモニターばかり見ていた私、患者にも看護にも関心がなかった私をその女性患者様は毎日見て心配して下さっていたのです。自分のことばかり考えて患者を全くみようとしていなかった情けない自分に気づかされ、これでは駄目だとしっかりしなければと看護師としてのアイデンティティーが芽生えた瞬間でした。「患者をみて理解し手を差し伸べること」という看護の原点をその患者様から学ばせて頂きました。

専門職の目で見る

私たち看護師は、いったん家に帰ったら看護師と全然違った人というようにはいかないわけで、自然にどうしても患者様のことを考えたり、治療について勉強したりケアをどうしようかと悩んだりというふうになりやすいと思います。

教師という職業も教室で熱心に教えるということだけでなく影の地味な熱意があると思います。よい教材を１つ発見するにしても教師、本職の職業人としての目で見つめることによらなければならないとできないと思います。実業家というような人でも一般の人と同じような目で色々なものを見たり読んだりしてもそこから策を思いめぐらしているのではないでしょうか。日常から何でも見ながら自分の職業につながるものをつかみとって新たなアイデアをうちだしてやっていくのではないかと思います。

看護師も職業人の目で、専門職の目で、探求心をもって常に患者様をみて患者様から学んで自問自答しながら患者様から求められることを察知できる感性をもってそれに応えていける人が看護師としての熱意なのではないかと思います。専門職の目でみたベッドサイドにこそすべてがあると思います。

引用文献

1）フリードリヒ・ニーチェ著，白取春彦訳（2010）超訳　ニーチェの言葉，ディスカヴァー・トゥエンティワン，p192.

みる力とは如何なるものか、自分自身に問い続けることの意味

福山平成大学 看護学部看護学科　松本　陽子

認知症の父をみる自分の視点

筆者は、４年前に父を看取りました。享年77歳でした。認知症が進行しており、時々、実家に帰る私に対して、「だれなぁ‥‥」と。「お父ちゃん、陽子じゃが。陽子…」と言うと、「おー、陽子かぁ…」と、分かっているのか分かっていないのかよく分からない、曖昧な反応が毎回繰り返されていました。しかし、若かりし頃の頑固親父のような面影は全くありませんでした。可愛らしく子ども返りした父の姿を見て、自分も父のような可愛らしい年の取り方がしたいなぁと常々思っていました。

そんな父は甘いものが大好きで、中でも、粒あんのまとったおはぎが大好物でした。歯もない状態で、噛むことも十分でない中、ほぼ丸のみでなんでも食する父の様子を見ながら、
「お父ちゃん、ちゃんと噛まにゃあいけんよ。ほら、もぐもぐしてみ」
とよく言っていました。父は、そんな注意もよそに、満足そうに食べては「美味しい…」「もう１個くれぇ」と嬉しそうに繰り返し言っていました。そんな満足げな父の姿に、こちらまで嬉しい気持ちになったあの頃が懐かしい限りです。

本当の意味で父をみるということ

３月20日はお彼岸です。毎年、母は、父の好物のおはぎを手作りし、父に食べさせるのが恒例行事でした。しかし、この年に限って、母は
「作るのがたいぎいけぇ（面倒くさい）、買ってきたよ」

と言いながら、いつものように父の首周りに前掛けをして、父の目の前にお箸とお茶とおはぎをおいて、家事をしていました。その直後、急に、父はおはぎをのどに詰まらせてしまいました。びっくりして頭の中が真っ白になりながらも、すぐに、救命措置を施しました。しかし、体格の大きい父は私の力では全く及ばず、救急隊が到着しておはぎを取り出す処置を行ってもなかなか取り出すことはできませんでした。そのため、父はおはぎが詰まった状態のまま、救急病院へ搬送され、あっけなく帰らぬ人となってしまいました。

父の咀嚼状態をみる限り、十分想定できた事故でした。母は
「自分が手を抜いたからだ」
「買ってきたおはぎなんか食べさせるんじゃなかった」
と、自責の念にかられ、しばらく立ち直れない状況でした。私も、父の事故を防ぐことができなかった自分自身に対して、看護師というライセンスを持っていながらなんということかと責めました。自分は、父をみていたようで何をみていたのだろうか。本当の意味で父をみる、ということの意味を考えさせられました。

死後の父の顔は、みる限り何ら苦痛のない、穏やかな、むしろ美味しいおはぎを食べたことへの満足感ともみて取れるような表情をしていました。父の出棺時には、おはぎを持たせ、
「天国でも美味しく食べてね。よく噛んで食べるんよ」
と見送りました。

あれから４年近くの歳月が流れました。今でも、父の仏壇に手を合わせ、父の遺影をみるたびに、父が
「おはぎ、美味しいぞ。天国からみてるぞ」
と言ってくれているように意味づけている自分がいます。また、時には、「どしたんな、元気ないぞ。なんかあったんか。何とかなるもんよ」と言ってくれているように意味づけている自分もいます。

このように、「みる力」とは、予見する力。そして、「みる力」とは、

みた事象を意味づける力。今は、このように考えています。

「みる力」は予見する力。先見の明ともいえます。何事も異変が起こる前にそれを見抜く判断力のことをいいます。ましてや、日々、命と向き合っている看護師には、不可欠な能力といえます。しかし、「みる力」の重要性が唱えられても、ただみるだけにとどまっていることも否めません。それが、自分自身でした。客観的に対象や対象を取り巻く状況をみたのち、大脳を通過させ、みた情報を適切に判断、処理するといった一連のプロセスをもって、「みる力」は発揮されるのではないだろうかと思います。日々、看護していく中で、みるだけにとどまっていないかと自己を謙虚に振り返ることを忘れないようにしたいものです。

「みる力」はみた事象を意味づける力。これは推察することともいえます。看護師には、ある事象をみて、こういうことかもしれないし、ああいうことかもしれない、と多角的に推察することが求められます。特に、精神・心理的な課題にアプローチする際は、多角的な視点で事象を推察しなければ、偏見、偏った捉え方になってしまいます。ただし、多角的に推察するということは、不確実で曖昧な状況に身を委ねることになります。変化も柔軟に受け入れることのできるしなやかな思考が必要です。これだ、という明確な答えを導き出し、そこに身を置く方が気持ち的には楽ではありますが、むしろ答えを決めつけてしまう方が恐ろしいことです。常に、自戒の念をもって対象と向き合うことが大切ではないかと考えます。

あらためて考える「みる力」とは

「看護＝患者さんを看て護る」ことであり、この看るという文字には、目の上に手をかざしてものを「みる」という意味があるとされています。つまり、目の上に手をかざしながら患者全体を俯瞰的に「みる」ということです。さらに、直接、手をさしのべ患者に触れて「みる」ことで苦痛を和らげるという意味もあります。

近年、多様性を尊重する時代となり、不確実で曖昧な状況、なんでも正解といった状況へと移行しつつあります。そのような中、多様な価値観をどこまで受容することができるかと、常に自分に問い続けられています。この「みる力」という考え方や捉え方にも、個々人によって様々なものがあるでしょう。現時点では、自分が考える「みる力」とは、予見する力、そして、みた事象を意味づける力と捉えていて、これは亡き父から教えていただいたものです。しかし、今後、人生を重ねるにつれ、この「みる力」への考え方も多様に変化しうるものと思われます。このように、変化を受け入れることのできる心や視野の広さも、ひとつの「みる力」なのかもしれません。物事に対して、柔軟に、幅広い視野でみる力、そして、変化を厭わない力も涵養させていきたいと思う今日この頃です。

多様性の時代に地域をみる技法－知覚力

東邦大学看護学部　望月由紀子

はじめに

保健師は、公衆衛生の理念に基づき、地域に住むすべての人々が健康な暮らしを推進することを目指した支援を行っています。その支援の実現に向けて、予防の視点を持ち、「みる・きく」「つなぐ」「動かす」ことで住民のために質の良い公衆衛生看護活動を展開しています。

近年は、外国籍の人々との接点なしでは私たちの生活は成立しなくなり、これは日本だけの問題ではなく、世界的な動きでもあると思います。日本が移民をどう受け入れていくのかは重要課題であり、住民が外国籍であるか否かを問わず、すべての住民に対する支援が必要であり健康に生きる権利を保障することが求められています。そのため、宗教や文化の違い・信念等、行動様式や価値観を尊重しながら生活背景・生活状況をよく見て支援する必要があります。外国人とその家族のコミュニケーションを通して、保健師としての“みる・きく”について考えたいと思います。

外国人労働者の推移

厚生労働省が発表した「外国人雇用状況」[1)]によると、日本における外国人労働者は約182万人であり、5.5％（前年度比）増加して過去最高となっています。国勢調査（2020年）[2)]によると、日本の人口は、1億2614万6千人で、2015年に引き続き減少している一方で、外国人人口は83万5千人の増加（2015年比：43.6％増）であり、加えて総人口に占める外国人の割合は2015年の1.5％から2.2％へ上昇しています。国内の外国人のうち約20％が東京で暮らしており、全国で最も多い状況です。国籍別では、「中国」が66万７千人と最も多く、次いで「韓国・朝鮮」が37万５千人、「ベトナム」が32万１千人と続いています。増減率をみるとベトナムが23万４千人（2015年比）で最も増加しています。これらのことから私たちの生活も、外国人との関わりなしでは成り立ちません。加えて減少する労働力に対する強い危機感から、国は今後更に外国人労働者の受け入れを増加させる計画を策定しています。私たちの地域や職場で外国人がいる状況がますます一般的になり、コミュニティをどう維持していくかが課題として指摘されています。外国人は労働力不足を補う担い手とみる一方で、意識改革やモチベーションアップ、新たなアイデアの創出につながるなど、グローバル化推進のために必要な人材とみて積極的に雇用する企業が増えています。また、日本で働く外国人の中には、夢や目標を持って異国の地で仕事や生活をする上で定住したいと考える人も増えています。これらの観点からも、労働力不足を補うだけではなく、受け入れた外国人と日本人が地域生活において、対等な立場でより良い関係が築けるという広い観点で私たちが多文化を受け入れる必要があります。

特に医療面においては、日本の健康保険制度は強制加入で３割負担として統一されていますので、諸外国と比較して手厚い保険が受けられること、中でも高齢者ほど自己負担が減る仕組みになっていることで必要な場合に高度な医療が受けられて安心要素となっています。地域全体を看護する保健師は、外国人が安心して安全に生活ができるように保健・医療・福祉の受け入れ体制を整備する必要が求められます。

生活者としての外国人から見えるもの

外国人が日本の暮らしの中で不便に感じていることや、困っていることとして、言葉の壁等による日本語リテラシー問題や、生活上の相談をどこにしてよいか分からないこと等があります。日本の相談窓口や制度の手続きは煩雑であることから、行政サービスや、保健・医療サービスのアクセスに支障があると予測されます。外国人労働者にかかわる日本人は日本語学校や斡旋企業の従事者等と多いものの、外国人の健康問題を支援する担当者がいないこと、労働衛生サービスが届きにくいこと、また医療機関の受診が困難であると指摘されています。また外国人が活用できる相談先が限られていることや、相談できたとしてもつなぐサービスがないことから、相談先だけでは問題が解決できない場合が多くあることが課題です。一方外国人は、異国での生活による環境の変化に起因する健康問題、仕事に関する健康問題、結婚・妊娠・出産の問題、医療機関への受診、病院でもうまく症状が伝えられない等の問題を抱えやすいと言われています。そのため、健康問題に対して基礎的な知識や予防方法について健康教育や保健指導を行い、予防の段階で支援することが重要です。職域や地域で生活する人々の健康支援に携わる保健師は、外国人に対する保健医療上の支援の現状を見て、生活者として外国人が健康で暮らせるように健康相談や健康教育を行ったり、周囲の日本人が外国人を助けられるような仕組みを整え保健・医療・福祉サービスにアクセスができるように支援する必要があります。

加えて気候変動等の影響による日本特有の健康問題に対する対策も必要であり、予防行動や保健行動ができるよう具体的な対策を伝えることが重要です。外国人は受診を控えたり、治療継続を中断するなど、受診後の行動や対処行動も日本人とは異なり必要な医療が受けられていないこともあります。そのため、外国人が医療機関を受診する際には、簡易な日本語で、必要なことへの正しい理解を促していくことに目を向ける必要もあります。

多文化で共生する社会を目指して

総務省によると、多文化共生とは「国籍や民族の異なる人々が互いの文化の違いを認めて対等な関係を築こうとしながら地域社会の構成員として共にいきていくこと」と定義されています。グローバル化時代においては、異文化の人たちが同じ価値観で分かり合えることは難しいことです。その中で大切なことは、自分では納得できない価値観を受け入れることだと考えます。異なる文化的背景を持つ外国人が地域社会の一員として生きていけるような地域社会体制を整備するとともに、受け入れ側の地域住民が異文化への理解を深めることも必要になります。大田区多文化共生実態調査（2018）[3)]によると、外国人が地域活動に参加する上で困っていることには、「地域活動の参加の仕方が分からない」、「地域活動に関する情報が少ない」等があげられており、情報提供の方法を工夫する必要があります。また、災害時に、外国人は地域の避難所の場所や地域で行われている防災訓練を知らないことも課題とされています。そのため、避難先が分からない、何をどのくらい備えればよいのか分からないなど、地域において外国人が孤立することがないような社会をつくる必要があります。

また、外国人が地域に増えることでの地域住民の心配や不安は、「外国人が日本で生活するルールや習慣を知らずにトラブルが起きてしまうこと」にあります。その一方で、前述のとおり今後地域での外国人との関わりは一層必要性が増すと考えられることから、日本人と外国人が互いに認め合って暮らしていく必要があります。日本の多文化共生に向けた取り組みは発展途上であり、外国人が生きにくいと感じる状況もあると思われます。グローバル化を推進させることは社会全体の課題といえます。一人ひとりが意識を広げていくことが大切であり、人との交流やつながり、助け合いを充実させるための環境を整備し、多様性を認める新たな時代を実現する必要があります。そして外国人が地域の自治会活動、防災活動、他の外国人支援等の担い手となる取り組みも促進して、主体的に地域社会に参画することで、文化を発展させることができると思います。

国は2020年に「地域における多文化共生推進プラン」を改定し、コミュニケーション支援、生活支援、意識啓発と社会参画支援、地域活性化の推進やグローバル化への施策を立案しています。異なる文化的背景を持つ人々と共生していくため、何が必要なのか。多文化共生を構築するための物事の見方や考え方を養い、その課題の奥深い部分に気付き、主体的に多文化共生の在り方を考えることが求められています。

おわりに

多様性の時代を生きるにあたり、日本人も外国人もそれぞれが持つ個性や能力を発揮して、住みたい地域で生活ができ、地域社会を支える主体としてお互いを認め合い、共に地域の健康課題を解決しながら地域を活性化させることが必要です。多様性を受け入れる土台づくりはこれからの日本にとっては必要不可欠です。時間はかかるかもしれませんが、文化や習慣の違いによる相手の価値観をよく観察して、互いを認め合うことが重要であると考えます。

引用文献

１）厚生労働省（2023）:「外国人雇用状況」の届出状況まとめ（令和４年10月末現在）https://www.mhlw.go.jp/stf/newpage_30367.html（検索日2023.7.6）

２）総務省（2020）: 令和２年国勢調査の結果
https://www.stat.go.jp/info/today/pdf/180.pdf（検索日2023.7.6）

３）大田区多文化共生実態調査（2018）
https://www.city.ota.tokyo.jp/kuseijoho/ota_plan/kobetsu_plan/chiiki/tabunkaplan_2019-2023.files/ota_tabunkaplan_3.pdf（検索日2023.7.6）

「聴く」ためには「みる」力が必要だ

スクールカウンセラー　山下　純子

1　「みる」とは

私は、スクールカウンセラーをしています。「聴く」ことが仕事です。でも、この「聴く」という行為には、「みる」ことも含まれています。穐田（2009）によれば、「聴く」とは「音声言語、及び非音声言語情報を受信し、それを意味づけし、反応するプロセス」だとしています。「聴く」という行為の中には、音声言語だけでなく非音声言語－つまり「みる」こと－から情報を得ることも含まれているのです。

また、この「みる」という行為には、さまざまな意味合いの「みる」が存在しています。一般的に使われる「見る」をはじめ、調査の意味合いをもつ「視る」や、子どもの世話の意味をもつ「看る」、そして、診断の意味をもつのが「診る」などです。桑原（2010）は、「このさまざまな『みる』が、カウンセリングの中に立ち現れてくる」といいます。

今まで担当した２つの事例を通して、カウンセリングの中における「みる」の意義、そしてカウンセリングのどんな場面でどんな「みる」が登場するのかを、振り返ってみることにしました。

2　「みる（非言語情報）」が教えてくれたクライエントの本当の気持ち

１つ目は、前夫の間にできた長男に対し、夫が虐待を行うと訴えてきた40代の女性Ａさんの事例です。夫の長男への暴力からスタートしたカウンセリングですが、２・３回目には、長男に対し自分の考えを一方的に押し付けてくる夫への不満、４回目以降は経済的な自立に向けての話が主な面談内容となりました。私は「働きたい」というＡさんの思いを尊重し、しんどさを受け止める方向からＡさんがこれから先どう生きていけば納得できる人生が歩めるのかを一緒に考える方向にカウンセリングの舵をきりました。Ａさんの様子に違和感をもつようになったのが、この頃からです。「話すのも側にいるのも嫌」と言いつつ、表情に夫への嫌悪感がなく、言葉の端々に夫への依存度が感じられたからです。「夫の顔も見たくない」と言いつつもＡさんの表情は穏やかに「視」え、切迫感は感じられませんでした。（もっと子どもの心に寄り添ってくればいいのに）という思いを持ちつつも、現在の安定した生活への満足感、さらには今の生活を壊したくないというＡさんの思いが感じられました。

つまり私の違和感は、Ａさんの話している内容とそれを話すときの表情がミスマッチしているところから生じたのです。福原（2015）が言う、「質問に対するクライエントの応答の言葉と表情・態度との間の矛盾点」に気づいたのです。

結局のところ、Ａさんは夫と別れる意思はなく、胸の中に詰まっていた思いを面談で吐き出すことにより解消していたのではないかと「診」ています。Ａさんもそのことに気づいたのか、面接はそこで終了しました。

３　「みる（非言語情報）」が教えてくれるクライエントの追い詰められた気持ち

もう１つが、子どものゲーム依存を主訴とされたＢさんの事例です。管理職から主訴の説明を聞き、カウンセリングに臨んだところ、席につくやいなや疲れた表情で話し始められたのが、
「自分が入院中に家具を動かし、カーテンを取り換えるなどの部屋の模

様替えを勝手にされていた」
など自分達の生活に許可なく入りこんでくる姑への不満でした。主訴と実際の話の内容の不一致に戸惑いを感じながら、しばらく傾聴を行い、分かったのが、ゲーム依存のきっかけをつくったのが、姑だったことです。Bさんは
「姑は自分達に相談なく勝手にゲーム機を買い与えただけでなく、『ゲームがやめられないおまえ（息子）はおかしい』と言って、息子の自尊感情をぼろぼろにした」
とうつむき加減で淡々と話し、自分だけでなく息子の心もむしばんでいく姑の言動にほとほとまいっている様子が、化粧気のない疲れた表情から「視」えてきました。
「姑が家に来ると心がへんになる。今薬を飲みながら、なんとか通常の生活を送っている」
という言葉に、Bさんの追い詰められた心情が象徴されているように「視」えました。つまりBさんの表向きの主訴は、子どもの問題行動でしたが、根幹にあったのが姑へのやるせない思いだったと「診」たのです。

Bさんの思いを受け止める一方で、私は、息子さんがゲームをやめられないのは、終わりをつくることができない、つまり感情のコントロールができにくい特性があるからではないかと「診」ていました。桑原（2010）が言う、『あひみる』ような、まさに触れるような『見方』を行いBさんのしんどさに寄り添いつつも、みずからと切り離して遠く的確にものを『見る』という視点で息子さんの特性への対処について考えたのです。Bさんの心情を安定させていくには、姑問題の改善を図ることが必須ですが、学校カウンセリングという状況を踏まえ、まずは、息子さんの状況の改善が早急だと「診」たてました。
「WISC検査を受けて息子さんの特性を把握し、それをもとに対処してはどうか」

と提案したところ、Bさんは光が見えたのかやっと微笑んでくれました。

3　「聴く」とは「きく」ことと「みる」ことだ

２つの事例に共通するのが、非言語情報がときには言語情報以上に、クライエントの心情を教えてくれていることです。カウンセラーの仕事は「聴く」ことです。この「聴く」ことの中に、音声言語情報だけでなく非音声言語情報が含まれているのは、非言語情報もクライエントの偽らざる気持ちを表しているからだとしみじみ思いました。

では、「きく」と「みる」の割合はどのように考えたらよいのでしょうか。崎尾（2001）は、「相手の表情や、言語以外に伝えてくるメッセージばかりに注意を払ってしまえば、相手が必死に訴えようとしている『内容』に十分に注意・関心をはらえなくなり、相手は『聴いてもらっている』という感じをあまり持てないかもしれない」と非言語情報に目が向きすぎることを警告しています。今現在思っているのは、先輩から教えていただいた「『聴く』が７割、『みる』が３割」と言うのが適当なのかなあと思っています。現段階でもクライエントの言葉を拾うことから脱していない私ですが、多少は表情や視線などの非音声言語にも目が向くようになってきました。クライエントの真意を読み取れるよう、話し手にゆっくり語らせてあげる中で、音声言語情報や非音声言語情報を受け取り、話の裏側に隠された相手の感情や言葉まで感じ取っていきたいと思います。

引用文献

1）穐田照子（2009）「聞く」「聴く」「訊く」：３つの力を育む取り組み　Obirin Today－教育の現場から　桜美林大学教育センター群　p97-112.
2）桑原知子（2010）カウンセリングで何がおこっているのか－動詞でひもとく心

理臨床　日本評論社　p75.

3）前掲書　p80.

4）福原眞知子（2015）マイクロカウンセリング技法－事例場面から学ぶ　風間書房　p8-9.

5）崎尾英子（2001）こころを聞く　カウンセリング入門　大修館書店　p142.

看護教育におけるシミュレーション教育 視覚化の可能性

香川大学 医学部老年看護学講座　山本　美輪・西村　美穂
香川大学大学院医学系研究科看護学専攻・博士前期課程２年生　山﨑　加奈

2020年４月、日本ではCOVID-19感染拡大のため、全都道府県に緊急事態宣言が発令されました。それから2023年４月現在までにCOVID-19は看護教育において様々な影響を与えました。その中で最も影響を受けたのは臨地実習で、木村らや[1)]宇野ら[2)]は、COVID-19感染拡大予防のため実習施設での学生の受け入れ制限や実習時間の短縮、中止が生じていることを報告しています。これらの状況を受けて文部科学省では、令和２年２月28日および令和２年６月１日付事務連絡「新型コロナウイルス感染症の発生に伴う医療関係職種等の各学校、養成所及び養成施設等の対応について」を厚生労働省と共に発出し、学校養成所における実習等の授業の弾力的な取り扱いについて周知しました。その内容は、

> 実習施設の変更や、実習施設の確保が困難である場合には、年度をまたいだ実習の実施や実情を踏まえた実習に代替した演習又は学内実習等の実施によって必要な知識及び技能を修得することとして差し支えない

としたため、看護系大学にとって学士課程において養われる看護実践能力の質的水準をいかに保証するかが課題となりました。そして、これらの課題を解消する手段として、看護教育におけるシミュレーション教育が注目されるようになりました[1) 2)]。

では、そもそもシミュレーション教育とは何でしょうか？看護教育におけるシミュレーション教育には、タスクトレーニング、アルゴリズムベースドトレーニング、シチュエーションベースドトレーニングの３つ

の種類があります[3)]。タスクトレーニングとは、主に個人の看護技術習得のためで、科目「基礎看護学」の「看護技術」を習得するためによく用いられています。次にアルゴリズムベースドトレーニングですが、これはトリアージやBasic Life Support（BLS）、Advanced Cardiovascular Life Support（ACLS）など、危機的な状況において、決められた手順などのプロトコールを医療者が習得する内容です。そして最後シチュエーションベースドトレーニングは、知識と技術の統合、臨床への応用を目的として、高性能シミュレータ等を活用し様々な臨床の状況を再現し、与えられた状況下での思考と判断、行動化するトレーニングです。これらのシミュレーション教育のうち、シチュエーションベースドトレーニングでは、特に臨床に近い状況で行うため、理論と実践をつなぎやすく、学習者の主体的学びを導き、知識・技術・態度を統合する経験的学習の教授法であり、看護実践力の育成に向けて有効な方法論だと期待されています。

この著書の読者である皆さんの中には、看護職である方も多くおられると思いますが、看護職である方なら一度は耳にしたことがある言葉「看護は実践の科学」があります。これは「知識」、「判断」、「行動」の３つの要素で構成されていると考えられており、「知識」を基に「判断」し、「行動」としての看護ケアを行うという意味です。目に見えない「知識」や「判断」を、「行動」として視覚化し体現することが、看護の本質として重要であることを意味しています。シミュレーション教育は、この“見えない”概念を“見える”概念へつなげ、導いてくれる方法論だと考えます。現象や概念などの“見えない”ものを視覚化することは、複雑な看護過程の思考過程や看護行為を一連のプロセスとしてその内容を分かりやすく伝えることができます。

COVID-19は、看護教育に大きな影響を与えました。しかし、今まであまり注目されていなかったシミュレーション教育の効果を分かり易く視覚化し、見えなかったものを見えるようにしてくれたのも影響の１つです。この影響は、シミュレーションという方法論が看護教育にとって、良い影響となっていくか、悪い影響となっていくかは、今後の看護教育の中でどのようにシミュレーションが捉えられ、活用されるかにかかっているのでしょう。看護学生や教員、看護に関わる全ての人と共に、良い影響となるよう努力していきたいものです。

引用文献

1）木村奈緒美，益田奈津美，中垣明美（2021）看護基礎教育における患者急変対応シミュレーション教材の開発とその効果，日本看護科学会誌，(41)，79-87.

2）宇野真由美，横山友子，隅田千絵（2022）新型コロナウイルスの影響下における基礎看護学実習II　教員からみた学内代替実習の学習効果の検討，四条畷学園大学ジャーナル，５，17-24.

3）阿部幸恵監修（2018）：看護基礎教育におけるシミュレーション教育の導入，日本看護協会出版会，東京

その人の生活を「見る」看護で大切にしたいこと

社会福祉法人大三島育徳会 特別養護老人ホーム博水の郷　渡邊麻衣子

その人の生活を「見る」

①　日常生活のなかにある意思表出の場面を見ること

人と話す時、ご飯を食べる時、買い物や掃除をする時、夜中に目が覚めた時など、日常のふとした瞬間の中に、その人の考えや意思が表現されている場面があります。例えば、鼻をかむ時にティッシュ１枚を小さく折りたたみながら使う人、手が汚れないように１度に何枚も重ねて使う人がいるように、『鼻をかむ』という行為ひとつ取ってもやり方は様々で、そこには生きるなかで形成してきた、その人の価値観や習慣が表われています。その人の意志や思いは、言葉で示されるものだけではなく、こうした場面にごく自然な形で表現されているのです。このような瞬間をしっかりと捉え、観察していくことは、“その人”の理解に繋がります。表情や動作、生活の様子、机や棚に置いてある物、習慣などを通して、その人を「見る」こともできるのです。

②　出来事に対する反応からその人の個別性と価値観を見る

私の勤務する施設では、看取りケア後のお別れの時、他の入居者と一緒にお見送りをします。その時、自然な流れで自分の思いを話しだすことがあります。「私も早く死にたい」と言う人、「ご先祖さまのお呼びが掛かるまでは、好き勝手に楽しく生きたい」という人、「医者の言いつけを守って真面目にやれば長生きできる」と言う人、他の入居者の死に直面したことで考えることや受け止め方はそれぞれに違います。普段、大きな不自由がなく暮らしている時に「死についてどう思うか」「病と共に、これからどの様に生きていきたいか」と聞いても上手く返答できない方が、出来事を体験して感情や感覚が刺激された時なら、具体的に、思いや価値観を話せることがあるのです。

実は、このようなタイミングは普段の日常生活の中にたくさんあります。映画や写真を見た時、窓からの景色を眺めた時、イベント行事に参加した時、よく笑った時や悲しい時などです。その時々の言動や反応をよく観察し、そばに寄り添いながら思いを丁寧に聞いていくことで、個別の価値観にふれて、その人の新たな一面を知ることがあります。その積み重ねが、その人の思いを理解するためのヒントになるのだと思います。言葉で表現することが難しい人でも、声を出したり、怒ったり、表情を変えたりと、何らかの形で表出する時があります。たとえ、それが瞬間的な反応であったとしても本人の意思であることに変わりはないため、そうした場面をしっかりと捉え、その時間を共有（一緒に体験）していくことが重要だと思います。

“その人の生活”を支えていくために、その人の思いを知り、意思を尊重していくことはとても大切なことです。だからこそ、観察や確認の仕方について、支援者が広い視野を持ち柔軟な思考で捉えていくことが必要だと感じます。

看護師としての私はどう在るのか、自分自身を見つめる

～福美さん（仮名）の話～

福美さんは100歳間近の小柄な女性です。食事とおやつの時間以外は部屋のベッドで過ごしています。腕や足を動かすことは難しく、自分の力で寝返りを打つことはできないため、職員が定期的に訪室して姿勢を整えています。食事や排泄、更衣など、日常生活行動の多くに介助が必要です。福美さんから言葉を発することはありませんが、声は聞こえているようで、名前を呼ぶと目を開けて声がする方向を見ていました。

時々、まばたきや頷きなどの小さな動きで返事をすることもありました。

ある日のこと。おむつ交換をしていた職員から、福美さんのお尻の皮膚が赤くなっているという報告をうけて部屋に行きました。ノックをしてドアを開けるともう１人の職員がベッドの脇で待っていました。

私は、「福美さん、失礼します、こんにちはー」と言って部屋に入り、顔の近くまで行ってから、もう一度「福美さん、こんにちは」と声をかけました。福美さんの視界に入り、動きを止めて待っていると、宙を見ていた福美さんの目がゆっくりと動いて、私を見ました。私の存在に気が付いた様子を確認してから、改めて「福美さん、こんにちは」と挨拶をしました。福美さんがわずかに頷きました。待っていた職員が苦笑いをしながら、
「この人、分からないんですよ。先にお尻を見て貰っていいですか」
と言いました。私は福美さんと視点を合わせたまま、
「看護師です。お尻の皮膚、赤い。見てもいいですか」
とゆっくりと区切って説明しました。表情の変化を見ながら、そっと、福美さんの腰に手を添えて､「ここ、ここを見せてね」と言いました。様子を見ていた別の職員が、
「そんなこと言われても分からないよねぇ、福美さん」
と言いました。福美さんはじっと私を見つめていましたが、そのうちに福美さんの腰にあてていた私の手が、福美さんの体になじむような温かい感覚がありました。筋肉の緊張がゆるんで、ふっと柔らかくなるような感触でした。本当のことは福美さんにしか分かりませんが、私には福美さんが許可してくれたように感じました。

①「真実はその人にしか分からない」から、観察し続ける自分でいたい

福美さんの皮膚を見る時、たとえ、そのケアが今日10回目だとしても、その度に挨拶と説明は必要です。高齢者施設では、福美さん以上に

返答や反応を示すことが難しい人が大勢います。「何を思っているのだろうか、触れてもいいだろうか」と、その人の様子をよく観察しながらゆっくりと触れていく感覚こそ大事にしていきたい感覚です。

伝わっただろうか、今の反応は「はい」なのか「いいえ」なのか、
私にとって都合のいい解釈をしていないだろうか、
なにか見落としていることはないだろうか、
触れていいですか、触れますね、触れますよ。
もしも、「いいえ」だとしたらごめんなさいね。

このような迷いを持ち続けるのはエネルギーがいることです。しかし、「真実はその人にしか分からない」と思うから迷い、葛藤するのです。それは、「尊厳を守る」ことを大切にしているから生じる感情です。この事例の様に、福美さんのことを福美さん本人に説明して返答を聴くという当たり前の意識が薄れ、挨拶なく体に触れることに違和感がなくなるのは、とても怖いことです。

対象と向き合う時、私自身はその人の何を見ているか、どう向き合っているか、どのような気持ちで観察しているのか、そして、無意識のうちに持っている思い込みや偏見で視野が狭くなっていないか、それらを自分に問いかけ、日々自問することが必要だと思っています。真実はその人にしか分からない、だけど、できるだけその人に近づきたい、探したい…そのような思いを持ち、観察を続けることを大切にしていきたいです。

②「この人分からないですよ」という職員の声を聴く

福美さんのように、コミュニケーション機能の低下・障害がある人のことを“分からない人”と表現する人がいます。でも正確には、福美さんの表出を受け取ることができない、あるいは、何か反応はしている

が、そこに含まれる思いが推測できないという、自分自身の真実しかないはずです。私たちの言葉がどのように届いているのか、どう感じているのか、その真実は福美さん以外の誰にも分かりません。ですから、「分からないよねぇ、福美さん」という言葉は、福美さんのことが分からないという支援者自身の悲しい声なのかもしれません。支援者も人間ですから、一生懸命話しかけても相手の反応がつかめないことが続くと、悲しくなったり、虚しさを感じたりする時があるでしょう。支援者の様子にも気を配り、細やかな観察とケアが必要だと感じます。

③　自分自身のなかにあるフィルターを知る

私たちは普段、人とかかわる時、相手の年齢・性別・経験・体調・生活状況・疾患や障害の状態・心理状態、その人と自分との間の関係性・親密度、そのときのシチュエーション・環境など、様々な情報をもとに、臨機応変に接し方を調整しています。小学生の親戚に対する話し方と近所の高齢の方に対する話し方は違いますし、相手の返答や表情、しぐさから推測することも違うはずです。その都度、相手に合わせて対応しているのです。この判断は、私が観察した情報をもとに、私のフィルター（私自身の価値観・経験・思考など）を通して分析・解釈して行っています。そう考えると、その人の情報を受け取る私の「見る（観察）」力、それをもとに分析・解釈をする時の私のフィルター、これらとしっかり向き合っていく必要があると感じます。その時々の「私」を見つめ、自分自身を知ることが重要です。同時に、私が捉えている「その人」は、私個人の見方でしかないということも忘れてはならないと思います。

④　その人が発するサインを「見る」力（観察力）を高める

コミュニケーションについて考える時、どのように話しかけるか、声の大きさや話す速度、言葉の使い方、配慮する点など、かかわり方を検討することに重点を置きがちです。しかし、それよりも、どのようにその人からのサインを受け取るかという「見る（観察）」力について、より深く考えていく必要があると思います。

マルコム・ゴールドスミス（2007）は、

「人は多くの異なる方法でコミュニケーションをとることができますが、これらのすべてが言語を必要とするわけではありません。非言語コミュニケーションを認識し解釈する介護者のスキルが十分でないために、多くの機会が失われていることがあり得ます」[1)]

と述べています。その時の視線、声の大きさや話す速さ、沈黙の長さや息づかい、表情、姿勢、まばたきなど、それらひとつひとつにその人の思いが存在します。こうした非言語的メッセージをキャッチするためには感性の高さが求められます。このような些細な変化に気づくために、日頃からコミュニケーションをよくとり、言葉以外の小さな反応や様子に対しても丁寧に観察し、様々な場面や時間を共に過ごすことが重要だと感じます。その人の個別性に合わせて、意図的に言語・非言語コミュニケーションを使い、微弱な反応を読み取る感性や観察力を磨いていきたいです。

引用文献

1）マルコム・ゴールドスミス著、高橋誠一監訳、寺田真理子訳（2008）私の声が聞こえますか－認知症がある人とのコミュニケーションの可能性を探る－、雲母書房、p219.

「看護者に期待されるもの」シリーズ⑤
みる力

2023年8月10日　初版発行

監修・著　田村　美子

編　著　久木原博子　実藤　基子
松本　陽子

発　行　ふくろう出版
〒700-0035　岡山市北区高柳西町 1-23
友野印刷ビル
TEL：086-255-2181
FAX：086-255-6324
http://www.296.jp
e-mail：info@296.jp
振替　01310-8-95147

印刷・製本　友野印刷株式会社

ISBN978-4-86186-888-7 C0047　©2023